T0128189

B. Kneitschel

S. Philbert-Hasucha

Ausbildungsguide

für die Altenpflege, Gesundheits- und Krankenpflege

B. Kneitschel
S. Philbert-Hasucha

Ausbildungsguide

für die Altenpflege, Gesundheits-
und Krankenpflege

Mit 28 Abbildungen

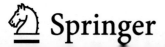 Springer

Barbara Kneitschel
Wilmersdorfer Straße 126, 10627 Berlin

Sabine Philbert-Hasucha
Kirchhofstraße 6, 12055 Berlin

ISBN-13   978-3-540-72303-5 Springer Medizin Verlag Heidelberg

Bibliografische Information der Deutschen Nationalbibliothek
Die Deutsche Nationalbibliothek verzeichnet diese Publikation in der Deutschen
Nationalbibliografie; detaillierte bibliografische Daten sind im Internet über
<http://dnb.d-nb.de> abrufbar.

Springer Medizin Verlag
springer.de
© Springer Medizin Verlag Heidelberg 2008

Planung: Barbara Lengricht, Berlin
Projektmanagement: Ulrike Niesel, Heidelberg
Copy-Editing: Bettina Arndt, Weinheim
Zeichnungen: Claudia Styrsky, München
Layout und Umschlaggestaltung: deblik Berlin
Satz: TypoStudio Tobias Schaedla, Heidelberg
SPIN 11977483

Gedruckt auf säurefreiem Papier   22/2122/UN – 5 4 3 2 1 0

Vorwort

In unserer langjährigen Ausbildungspraxis haben wir immer wieder festgestellt, dass Auszubildende das Schulsystem und die Ausbildungsstrukturen schlecht durchschauen, trotz aller Erklärungsversuche der Lehrer. Das Unverständnis führt leider häufig zu unnötigem Aufwand mit ineffizienter Zeiteinteilung. Plötzlich sind dann drei Jahre um, und das Examen steht vor der Tür.

Schüler haben im Nachhinein immer wieder gesagt, »hätte ich das vorher gewusst, dann ...«. Sicher muss jeder seine eigenen Erfahrungen machen, aber vielleicht können wir mit diesem Leitfaden hilfreiche Hinweise zum erfolgreichen Bestehen einer Ausbildung in der Gesundheits- und Krankenpflege bzw. Kinderkrankenpflege oder Altenpflege geben.

Während der Beschäftigung mit diesem Buch sind uns Zitate berühmter Menschen zum Thema Ausbildung aufgefallen. Wir fanden sie teils zum Schmunzeln, teils zum Nachdenken. In jedem Fall haben sie klassische Ausbildungssituationen auf den Punkt gebracht.

Wir hoffen, dass Ihnen diese Lektüre und auch diese kleinen Auflockerungen Freude machen. Ganz besonders hoffen wir jedoch, dass wir Ihnen mit unserem »Pflegeguide« einige Anregungen auf Ihrem Wege mitgeben können. Für Ihre persönlichen Ziele wünschen wir Ihnen viel Erfolg!

Um eine leichtere Lesbarkeit zu gewährleisten, haben wir durchgängig die »männliche Form« gewählt, auch wenn in Pflegeberufen vor allem Frauen tätig sind. Wir bitten um Nachsicht.

Berlin 2008
Barbara Kneitschel
Sabine Philbert Hasucha

Die Autorinnen

Barbara Kneitschel

Jahrgang 1961, Ausbildung zur Krankenschwester 1978-1981, praktische Erfahrungen von 1981–1984 in der Neurochirurgie Berlin Buch, 1990–1995 Kinderanästhesie Berlin Buch, 1995–2000 Studium der Pflegepädagogik/Sozialwissenschaften, anschließend Dozententätigkeit. Seit 2002 Institutsleiterin bei der CampusHealth Service GmbH.

Sabine Philbert Hasucha

Jahrgang 1954, Ausbildung zur Krankenpflegerin 1977-1980, klinische Erfahrungen in der Onkologie, Chirurgie, HNO, ambulante Pflege, 1986-1987 Weiterbildung zur Unterrichtsschwester und leitenden Schwester, 1987-1991 Unterrichtsschwester am St.-Elisabeth-Krankenhaus Köln, 1992-1996 Innerbetriebliche Fortbildung an den Universitätskliniken zu Köln, 1998-2004 Studium der Psychologie an der Humboldt-Universität. Seit 2002 Dozentin und Beraterin u. a. in der Campus Berufsfachschule e.V.

Inhaltsverzeichnis

Einleitung

> »Krankenpflege ist keine Ferienarbeit. Sie ist eine Kunst und fordert, wenn sie Kunst werden soll, eine ebenso große Hingabe, eine ebenso große Vorbereitung, wie das Werk eines Malers oder Bildhauers. Denn was bedeutet die Arbeit an toter Leinwand oder kaltem Marmor im Vergleich zu der am lebendigen Körper, dem Tempel für den Geist Gottes?« (Florence Nightingale 1820–1910, engl. Krankenschwester)

Warum ein Ausbildungsguide für Pflegeberufe? Wie kommt man darauf? Was macht ihn überhaupt notwendig? Die Pflegeausbildungen befinden sich – wie unsere Gesellschaft insgesamt – in einem permanenten Wandel. Es beginnt bereits bei der Entscheidung, welche Art der Pflegeausbildung favorisiert wird und welche tatsächlich für den individuellen Bewerber möglich ist. Hinzu kommen die spezifischen Situationen der drei Ausbildungsjahre. Vieles was einem Pflegeschüler während seiner Ausbildung Sorgen bereitet ist kein Einzelfall, sondern eine ganz normale Etappe, die bewältigt werden möchte.

Dieser Schülerleitfaden möchte Ihnen ein Wegweiser durch die Pflegeausbildung sein, angefangen von der Auswahl der Schule und der Bewerbung über die ersten Theorie- und Praxisblöcke bis hin zum Examen. Er soll Ihnen dabei helfen, die Schulstrukturen besser zu durchschauen und einen eigenen effektiven Weg zu einer erfolgreichen Pflegeausbildung zu finden.

Eine thematische Vielfalt also, die in diesem Ausbildungsguide aufgegriffen und – mit nützlichen Praxistipps, Checklisten für die interne Organisation sowie Lern- und Persönlichkeitstests für die Selbsteinschätzung angereichert – behandelt wird.

Die Autorinnen Sabine Philbert Hasucha und Barbara Kneitschel sind beide langjährig in der Pflege bzw. Ausbildung tätig. Sie haben für dieses Werk die häufigsten Fragen, die sie aus Beratungsgesprächen kennen, zusammengetragen und – ohne Anspruch auf Vollständigkeit – versucht zu beantworten. Ihr besonderes Anliegen ist, bestimmte »Stolpersteine« bereits im Vorfeld sichtbar zu machen und, wenn möglich, aus dem Weg zu räumen.

Allgemeines zum Ausbildungsbeginn

> »*Ausbildung heißt, das zu lernen, von dem du nicht einmal wusstest, dass du es nicht wusstest.*« (Ralph Waldo Emerson, 1803–1882, US-amerik. Philosoph und Dichter)

1.1 Entscheidung für eine Ausbildung

Als Erstes sollten Sie überlegen, welchen Schwerpunkt Sie selbst für Ihre Ausbildung setzen: Interessieren Sie sich für eine Ausbildung in der Gesundheits- und Kinderkrankenpflege, der Gesundheits- und Krankenpflege oder in der Altenpflege? Oder würden Sie gerne mehrere Richtungen kennen lernen? Es gibt bereits verschiedene Modellprojekte, in denen die verschiedenen Pflegeausbildungen zu einer Ausbildung verknüpft werden.

Die drei Ausrichtungen in der Pflege genießen in der Gesellschaft unterschiedliches Ansehen: die höchste Anerkennung hat die Kinderkrankenpflege, dann folgt die Gesundheits- und Krankenpflege und das Schlusslicht bildet die Altenpflege. Diese Abstufung entbehrt jeder Grundlage, denn jeder Beruf hat seine eigenen Vor- und Nachteile. Gerade die Altenpflege hat sich in den letzten Jahren zu einem spezialisierten Beruf mit guten Chancen entwickelt. Sie sollten sich überlegen, was Ihnen am besten liegt. Dazu einige Gedanken:

Nicht selten treffen Auszubildende die Entscheidung für die Gesundheits- und Kinderkrankenpflege deshalb, weil sie meinen, es sei natürlicher Kinder zu pflegen und nicht mit so vielen »ekligen Situationen« verbunden. Außerdem könne man mit Kindern viel Spaß haben. Dabei vergessen sie oft, dass sie mit kleinen, kranken »Würmchen« konfrontiert werden, die leiden und oft nicht sagen können, was ihnen fehlt. Auch Kinder können todkrank sein und sterben. Sie sind dann nicht nur mit dem Leid der Kinder konfrontiert, sondern auch mit dem der Eltern. Kinder zu pflegen kann sehr belastend sein, gerade weil sie so hilflos sind. In der Gesundheits- und Kinderkrankenpflege haben Sie die Hektik des Krankenhauses, verbunden mit kranken und deshalb unausgeglichenen Kindern und

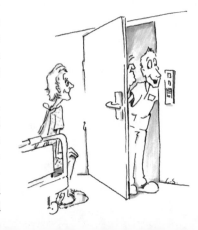

besorgten Eltern. Allen sollen Sie gerecht werden, für alle sollen Sie da sein. Das ist manchmal eine fast unlösbare Aufgabe.

Die Erwachsenenpflege konfrontiert Sie mit allen Spielarten des Lebens: von der Geburt und der Betreuung der Schwangeren auf der Wöchnerinnenstation über die unterschiedlichsten Lebensumstände in der ambulanten Pflege bis hin zu Sterben und Tod. Sie müssen flexibel sein und zügig arbeiten können. Patienten bleiben heute nur noch kurze Zeit im Krankenhaus. So herrscht ein ständiges Kommen und Gehen, verbunden mit vielen administrativen Tätigkeiten und Hektik. Die Arbeit der Pflegenden wird häufig unterbrochen, durch Anfragen von Ärzten und Angehörigen, dem Klingeln von Patienten und Telefonanrufen. Sie brauchen ein gutes Gedächtnis und gute Nerven. Gesundheits- und Krankenpflege/Kinderkrankenpflege sind mit Zuarbeit für den Arzt verbunden. Viele Pflegehandlungen müssen mit dem Arzt abgestimmt werden. Selbstständiges Handeln und Entscheiden sind nur begrenzt möglich.

Dagegen arbeiten Sie in der ambulanten Pflege allein und eigenverantwortlich. Daran muss man Spaß haben und das nötige Selbstvertrauen besitzen. Hier können Sie mit allen Pflegeausbildungen arbeiten.

Altenpflege ist aufgrund der demographischen Entwicklung ein äußerst zukunftsträchtiger Beruf. Im Gegensatz zur früher praktizierten »Satt-und-sauber-Pflege« findet man heute innovative Pflegekonzepte, die auf die Besonderheiten des letzten Lebensabschnittes eingehen, sowie alternative Wohnformen. Dadurch erhalten Sie die Chance, über die Zeit echte Beziehungen zu Ihren Klienten aufzubauen und gemeinsam, z. T. mit den Angehörigen, pflegerische Ziele zu erreichen. Sterben und Tod sind in der Altenpflege allgegenwärtig, denn alte Menschen stehen nun einmal am Ende ihres Lebens. Ihre Aufgabe ist es, Menschen das letzte Stück des Lebensweges zu begleiten und diesen lebenswert zu gestalten.

Bin ich als Bewerber zu alt oder zu jung?

> »Älterwerden ist ein wunderbares Ding, wenn man nicht verlernt hat anzufangen.« (Martin Buber 1878–1965, Theologe)

Vom Gesetzgeber ist keine Altersgrenze vorgegeben. Manche Schulen haben jedoch eine Altersbeschränkung nach unten, man muss z. B. das 17. Lebensjahr vollendet haben. Nach oben gibt es keine offiziellen Beschränkungen.

Ausschlaggebend für ältere Bewerber ist die körperliche Fitness, denn Pflege ist ein körperlich anstrengender Beruf.

Sollten Sie älter sein, haben Sie bitte keine Bedenken, mit Jüngeren die Schulbank zu drücken. Erwiesenermaßen bleibt das Gehirn bis ins hohe Alter lernfähig. Es wird nur insgesamt etwas langsamer. In den meisten Fällen gleichen Ältere aber die geringere Geschwindigkeit durch mehr Ausdauer und bessere Strategien aus. Ihre Lebenserfahrung wird Ihnen zusätzlich helfen, Menschen in Ausnahmesituationen wie Krankheit, Leiden und Sterben gut zu begleiten. Je älter Sie sind, desto besser werden Sie gerade auch die Probleme alter Menschen verstehen.

Sollten Sie bereits eine Pflegehelferausbildung abgeschlossen haben, so können Sie eine verkürzte Ausbildung beantragen (▶ Anhang). Außerdem werden berufsbegleitende Ausbildungen angeboten, die in der Regel über 4 Jahre (max. 5 Jahre) gehen.

Wenn Sie noch sehr jung sind, werden Sie in diesem Beruf viel Lebenserfahrung sammeln können. Aber es wird Ihnen vielleicht leichter fallen, Kinder und jüngere Menschen zu verstehen als sehr alte Menschen. Die Problematik des Alt- und Schwachwerdens ist einem in der Jugend normalerweise noch sehr fern. Das folgende Gedicht verdeutlicht die Situation:

Was seht ihr, Schwestern?

Was seht ihr, Schwestern, was seht Ihr? Denkt ihr, wenn Ihr mich anschaut: Eine mürrische alte Frau, nicht besonders schnell, verunsichert in Ihren Gewohnheiten, mit abwesendem Blick, die ständig beim Essen kleckert, die nicht antwortet, wenn ihr sie anmeckert, weil sie wieder nicht pünktlich fertig wird. Die nicht so aussieht, als würde sie merken, was Sie macht, und ständig den Stock fallen lässt und nicht sieht, wohin sie geht, die willenlos alles mit sich machen lässt: füttern, waschen und alles, was dazugehört. Denkt ihr denn so von mir, Schwestern, wenn ihr mich seht, sagt? Öffnet die Augen, Schwestern! Schaut mich genauer an! Soll ich euch erzählen, wer ich bin, die hier so still sitzt, die macht, was ihr möchtet, und isst und trinkt, wann es euch passt? Ich bin ein zehnjähriges Kind mit einem Vater und einer Mutter, die mich lieben, und meiner Schwester und meinem Bruder. Ein 16-jähriges Mädchen, schlank und hübsch, das davon träumt, bald einem Mann zu begegnen. Eine Braut, fast 20-jährig, mein Herz schlägt heftig beim Gedanken an die Versprechungen, die ich gegeben und gehalten habe. Mit 25 noch habe ich eigene Kleine, die mich zu Hause brauchen. Eine Frau mit 30, meine

Kinder wachsen schnell und helfen einander. Mit 40, sie sind alle erwachsen und ziehen aus. Mein Mann ist noch da und die Freude noch nicht zu Ende. Mit 50 kommen die Enkel, und sie erfüllen unsere Tage, wieder haben wir Kinder – mein Geliebter und ich. Dunkle Tage kommen über mich, mein Mann ist tot. Ich gehe in eine Zukunft voller Einsamkeit und Not. Die Meinen haben mit sich selbst genug zu tun, aber die Erinnerungen von Jahren und die Liebe bleiben mein. Die Natur ist grausam, wenn man alt und krumm ist. Und man wirkt etwas verrückt. Nun bin ich eine alte Frau, die ihre Kraft dahinsiechen sieht. Und der Charme verschwindet. Aber in diesem alten Körper wohnt immer noch ein junges Mädchen. Ab und zu wird mein mitgenommenes Herz erfüllt. Ich erinnere mich an meine Freuden. Ich erinnere mich an meine Schmerzen. Und ich liebe und lebe mein Leben noch einmal, das allzu schnell an mir vorüber geflogen ist. Und akzeptiere kühle Fakten, dass nichts bestehen kann. Wenn ihr eure Augen aufmacht, Schwestern, so seht Ihr nicht nur eine mürrische alte Frau. Kommt näher, seht M I C H! Nun bin ich eine alte Frau, die ihre Kräfte dahinsiechen sieht. Und der Charme verschwindet. Aber in diesem alten Körper wohnt immer noch ein junges Mädchen.
(Aus: Max Schautzer, »Rock‚n' Roll im Kopf, Walzer in den Beinen – Antworten auf den Jugendwahn, mvg-Verlag)

1.2 Gesundheits-, Krankenpflege und Altenpflege – Gemeinsamkeiten und Unterschiede

Die Pflegeausbildung für die Gesundheits- und Krankenpflege bzw. Kinderkrankenpflege findet an staatlich anerkannten Schulen oder in Berufsfachschulen statt. Die Altenpflege wird in allen Bundesländern in Berufsfachschulen vermittelt. Diese kooperieren für die praktische Ausbildung mit verschiedenen Pflegeeinrichtungen und Krankenhäusern.

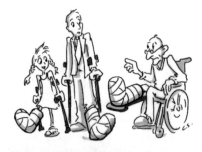

Die ersten 6 Monate gelten als Probezeit. In dieser Zeit wird die Eignung des Schülers nicht nur durch die Schule und die Praxisstelle überprüft, sondern der Schüler selbst sollte auch die Zeit nutzen, um seine Berufsentscheidung zu überdenken. Am Ende der Probezeit führen manche Schulen theoretische und praktische Prüfungen durch, die z. B. mindestens mit der Gesamtnote 3 bestanden werden müssen. Gegenstand der Prüfung sind zumeist die Körperpflege und vorbeugende Pflegehandlungen, z. B. das fachgerechte Waschen eines Klienten und Fragen zum Hintergrundwissen in diesem Bereich.

1.2.1 Ausbildungsvoraussetzungen

Die Ausbildungsvoraussetzungen sind nach dem Krankenpflegegesetz und dem Altenpflegegesetz geregelt (▶ Übersicht).

Ausbildungsvoraussetzungen in der Gesundheits- und Krankenpflege

(gemäß »Krankenpflegegesetz vom 16.07.2003 (BGBl. I S. 1442), zuletzt geändert durch Artikel 53 der Verordnung vom 31.10.2006 (BGBl. I S. 2407)« Stand: Zuletzt geändert durch Artikel 53 V v. 31.10.2006 I 2407: § 5, Absätze 1 bis 3):

- Gesundheitliche Eignung, Nachweis z. B. durch ein Gesundheitszeugnis
- Realschulabschluss (oder eine andere gleichwertige, abgeschlossene Schulbildung) oder
- Hauptschulabschluss (oder eine gleichwertige Schulbildung)
  - zusammen mit einer erfolgreich abgeschlossenen Berufsausbildung mit einer vorgesehenen Ausbildungsdauer von mindestens 2 Jahren oder
  - einer Erlaubnis als Krankenpflegehelferin oder Krankenpflegehelfer oder
- einer erfolgreich abgeschlossenen landesrechtlich geregelten Ausbildung von mindestens einjähriger Dauer in der Krankenpflegehilfe oder Altenpflegehilfe.

Ausbildungsvoraussetzungen in der Altenpflege

(gemäß dem »Altenpflegegesetz in der Fassung der Bekanntmachung vom 25.09.2003 (BGBl. I S. 1690), zuletzt geändert durch Artikel 51 der Verordnung vom 31.10.2006 (BGBl. I S. 2407)« § 6, Absätze 1 und 2)

- Gesundheitliche Eignung, Nachweis z. B. durch ein Gesundheitszeugnis
- Realschulabschluss (oder ein anderer als gleichwertig anerkannter Bildungsabschluss) oder
- eine andere abgeschlossene zehnjährige Schulbildung, die den Hauptschulabschluss erweitert oder
- Hauptschulabschluss (oder ein als gleichwertig anerkannter Bildungsabschluss), sofern eine erfolgreich abgeschlossene, mindestens zweijährige Berufsausbildung oder
- die Erlaubnis als Krankenpflegehelferin oder Krankenpflegehelfer oder
- eine landesrechtlich geregelte, erfolgreich abgeschlossene Ausbildung von mindestens einjähriger Dauer in der Altenpflegehilfe oder Krankenpflegehilfe nachgewiesen wird.

Außer diesen im Alten- bzw. Krankenpflegegesetz festgelegten schulischen Voraussetzungen stellt jede Schule noch eigene Kriterien auf, nach denen sie ihre Bewerber aussucht. Diese können z. B. folgende Punkte betreffen:

- Alter, z. B. vollendetes 17. Lebensjahr
- Vorerfahrungen (Nachweis über absolvierte Praktika)
- Notendurchschnitt/Art des Schulabschlusses
- Bestehen eines Eignungstestes
- Verlauf des Vorstellungsgespräches/persönlicher Eindruck

Ein Auswahlverfahren kann jedoch auch wie folgt aussehen:

Im Klinikum Darmstadt findet beispielsweise einmal im Monat ein Bewerbertag statt.

- Test:
  Dauer: ca. 3 Stunden, erwartete Gesamtleistung: Note 3,0
  - Teil A: Allgemeinwissen
  - Teil B: Berufsspezifischer Teil
  - Teil C: Sprachlicher Teil
  - Teil D: Logisches Denken
- Einladung zum Mittagessen
- Vortrag über die Besonderheiten der Gesundheits- und Krankenpflegeausbildung in der Einrichtung

▬ **Vorstellungsgespräch:**
Das Gespräch wird von mindestens zwei Personen geführt; mindestens
ein Lehrer für Pflegeberufe führt das Gespräch.

▬ **Bewerber-Endauswahl:**
Ein Gremium, bestehend aus Schulleitung, Pflegedirektion, Personalrat
und Gleichstellungsbeauftragter, schlägt der Betriebsleitung vor, welche
Bewerber einen Ausbildungsplatz erhalten sollen.

▬ **Abschluss des Auswahlverfahrens:**
Innerhalb von 2 Wochen wird der Bewerber informiert. Die Zusendung
des Ausbildungsvertrages erfolgt bei Zusage über die Personalabteilung.

Praxistipp

Erkundigen Sie sich, welche Auswahlverfahren die Schule Ihrer Wahl durch-
führt. Vieles ist auch dem Internet zu entnehmen.

Die meisten Einrichtungen verlangen, dass Sie bereits vor Ausbildungsbeginn einen Einblick in den Beruf gewonnen haben. Die Erfahrung kann aus
Zivildienst oder Freiwilligem Sozialen Jahr oder aus einem freiwilligen Praktikum kommen. Nach Meinung der Autorinnen sollte das Praktikum aber
mindestens 6–8 Wochen betragen, denn diese Zeit braucht man, um sich zu
vergewissern, ob einem das Berufsfeld zusagt. Nehmen Sie sich diese Zeit,
denn die Berufswahl ist sozusagen eine Entscheidung fürs Leben. Nichts ist
schlimmer, als viele Jahre der Ausbildung in einen Beruf investiert zu haben,
den man eigentlich nicht mag.

In 2003 wurde die Krankenpflege- und Altenpflegeausbildung neu und
damit einheitlich für die Bundesrepublik Deutschland geregelt. Das Ziel war,
auch Altenpflege der Gesundheits- und Krankenpflegeausbildung gleichzu-
stellen. So bestehen jetzt alle Pflegeausbildungen aus 4.600 Ausbildungsstunden in 3 Jahren. Die Ausbildung findet je nach Einrichtung im Blocksystem
und/oder im Unterrichtsstundensystem statt.

1.3   Ausbildung in der Gesundheits- und Krankenpflege
sowie Gesundheits- und Kinderkrankenpflege

Die Krankenpflegeschulen können als Zentralschulen organisiert sein, die
mit verschiedenen Krankenhäusern für die Praxiseinsätze kooperieren, oder

sie sind einem Krankenhaus angegliedert. Der Trend geht weg von den kleinen Krankenhausschulen hin zu größeren Zentralschulen, an denen oft auch Altenpflege oder Gesundheits- und Kinderkrankenpflege angeboten werden.

Für die Ausbildung zur Kinderkrankenschwester gibt es nur wenige Plätze, und die Anforderungen sind aufgrund der Vielzahl von Bewerbern meist höher als für die Ausbildung zur Gesundheits- und Krankenschwester. Einige Schulen nehmen nur Abiturienten.

Die Ausbildungsvergütungen in der Gesundheits- und Krankenpflege sind zumeist tariflich geregelt. Hier ein typisches Beispiel für die Ausbildungsvergütung in der Kranken- und Gesundheitspflege nach BAT West/Ost (Stand Mai 2004):

- Im 1. Ausbildungsjahr: 729,06 €/667,70 € brutto
- Im 2. Ausbildungsjahr: 788,57 €/722,20 € brutto
- Im 3. Ausbildungsjahr: 884,44 € /810,00 € brutto
- Weihnachtszuwendung: 82,14% einer Monatsvergütung (wurde in den letzten Jahren in vielen Häusern gestrichen)
- Zusätzliche Leistungen: Urlaubsgeld 255,65 € (wurde in den letzten Jahren in vielen Häusern gestrichen)

Der Urlaubsanspruch ist abhängig vom Alter tariflich wie folgt festgelegt:
- Bis 30 Jahre: 26 Tage Urlaub
- Bis 40 Jahre: 29 Tage Urlaub
- Über 40 Jahre: 30 Tage Urlaub

Aufteilung der 4.600 Ausbildungsstunden in der Gesundheits- und Krankenpflege/Kinderkrankenpflege

(Ausbildungs- und Prüfungsverordnung für die Berufe in der Krankenpflege vom 10.11.2003 (BGBl. I S. 2263), zuletzt geändert durch Artikel 3 Abs. 14 des Gesetzes vom 19.02.2007 (BGBl. I S. 122): § 1, § 3, Anlage 2 und »Krankenpflegegesetz vom 16.07.2003 (BGBl. I S. 1442), zuletzt geändert durch Artikel 53 der Verordnung vom 31.10.2006 (BGBl. I S. 2407)« Stand: Zuletzt geändert durch Artikel 53 V v. 31.10.2006 I 2407): § 7)

- 2.100 Stunden theoretische Ausbildung (◘ Tab. 1.1)
- 2.500 Stunden praktische Ausbildung (◘ Tab. 1.1),
  davon 700 Stunden (ca. 18 Wochen) Differenzierung:

- 4- bis 6-wöchige Einsätze im Bereich der ambulanten Pflege, Psychiatrie, Geriatrie u. a. (▶ Praxiseinsätze)
- In der Krankenpflege werden 80–120 Stunden Nachtdienst vorgeschrieben
- Der ersten 6 Monate gelten in der Regel als Probezeit
- Die Schule stellt Bescheinigungen aus über die Teilnahme an den Ausbildungsveranstaltungen.
- Die Fehlzeiten werden für Praxis und Theorie extra berechnet:
  - Fehlzeit Praxis: max. 10% (also 30 Tage, bei 7 Stunden/Unterrichtstag)
  - Fehlzeit Theorie: max. 10% (also 31 Tage bei 8 Stunden/Arbeitstag)
  - Gesamtfehlzeit: 61 Tage (bei Schwangerschaft max. 14 Wochen)
  - Die Behörde kann bei Überschreitung der Fehlzeiten auf Antrag Ausnahmen bewilligen, wenn das Ausbildungsziel nicht gefährdet ist.

■ **Tab. 1.1.** Stundenverteilung: theoretische und praktische Ausbildung in der Gesundheits- und Krankenpflege sowie Gesundheits- und Kinderkrankenpflege (Ausbildungs- und Prüfungsverordnung für die Berufe in der Krankenpflege vom 10.11.2003, KrPflA-PrV, Fundstelle BGBl, 2263)

Theoretische Ausbildung	Stundenanzahl	Praktische Ausbildung	Stundenanzahl
Wissensgrundlagen	Insgesamt 2.100 (davon 500 Stunden zur Differenzierung Krankenpflege/Kinderkrankenpflege)	Praktische Ausbildung	Insgesamt 2.500
Kenntnisse der Gesundheits- und Krankenpflege, der Gesundheits- und Kinderkrankenpflege sowie der Pflege- und Gesundheitswissenschaften	950	Allgemeiner Bereich Gesundheits- und Krankenpflege von Menschen aller Altersgruppen in der stationären Versorgung in kurativen Gebieten in den Fächern – Innere Medizin – Geriatrie	800

1.3 · Ausbildung Gesundheits- und Krankenpflege

☐ Tab. 1.1. *Fortsetzung*

Theoretische Ausbildung	Stunden-anzahl	Praktische Ausbildung	Stunden-anzahl
		– Neurologie – Chirurgie – Gynäkologie – Pädiatrie – Wochen- und Neu-geborenenpflege sowie in mindestens zwei dieser Fächer in rehabilitativen und palliativen Gebieten	
Pflegerelevante Kenntnisse der Naturwissenschaften und der Medizin	500	Gesundheits- und Krankenpflege von Menschen aller Altersgruppen in der ambulanten Versorgung in präventiven, kurativen, rehabilitativen und palliativen Gebieten	500
Pflegerelevante Kenntnisse der Geistes- und Sozialwissenschaften	300	Differenzierungsbereich Krankenpflege/Kinderkrankenpflege Gesundheits- und Krankenpflege, Stationäre Pflege in den Fächern – Innere Medizin – Chirurgie – Psychiatrie	700
Pflegerelevante Kenntnisse aus Recht, Politik und Wirtschaft	150	Oder Gesundheits- und Kinderkrankenpflege, Stationäre Pflege in den Fächern – Pädiatrie – Neonatologie – Kinderchirurgie – Neuropädiatrie – Kinder- und Jugendpsychiatrie	500
Zur freien Verteilung	200	Zur freien Verteilung	500

1.4   Ausbildung in der Altenpflege

Die Ausbildung in der Altenpflege kann an einer Berufsfachschule oder an einem Fachseminar stattfinden. Die Träger dieser Schulen können freie oder kirchliche Träger sein. Die Regelung der Strukturen und Finanzierung der schulischen Ausbildung bleibt Ländersache. Die praktische Ausbildung wird in stationären oder ambulanten Pflegeeinrichtungen absolviert. Diese Einrichtungen schließen mit dem Auszubildenden einen Ausbildungsvertrag. Der Träger der praktischen Ausbildung, also das Heim oder der ambulante Pflegedienst, kooperiert dann wiederum mit einer Berufsfachschule für Altenpflege, die die theoretische Ausbildung übernimmt.

🛈 **Wichtig**

Wichtig ist die gleichzeitige Bewerbung an einer Altenpflegeschule sowie bei einem Träger der praktischen Ausbildung (Pflegeheim, ambulanter Pflegedienst etc.)! Nur wenn Sie einen Praktikumsplatz haben, können Sie auch einen Schulplatz bekommen. Aber viele Schulen haben langjährige Kooperationspartner und unterstützen Bewerber bei der Suche nach einem Praktikumsplatz.

Laut Altenpflegegesetz soll durch den Träger der Praktikumsstelle eine angemessene Vergütung erfolgen. Tariflich wären dies dieselben Sätze wie in der Gesundheits- und Krankenpflege (s. oben), aber viele Einrichtungen haben einen so genannten Haustarif, der niedriger ist. Die Unterschiede können beträchtlich sein. Von diesem Gehalt müssen Sie dann noch die zu entrichtenden Schulkosten abziehen (ca. 100–170 €).

Wenn Sie langzeitarbeitslos sind, können Sie versuchen, Unterstützung bei der Agentur für Arbeit bzw. bei einem Job-Center zu bekommen; Umschulungen in die Altenpflege werden z. T. gefördert.

Aufteilung der 4.600 Ausbildungsstunden in der Altenpflege

(Altenpflegegesetz und Ausbildungs- und Prüfungsverordnung für die Berufe der Altenpflege)

▬ 2.100 Stunden theoretische Ausbildung (◧ Tab. 1.2)
▬ 2.500 Stunden praktische Ausbildung (◧ Tab. 1.2),
   davon 700 Stunden (ca. 18 Wochen) Differenzierung:

- – 4- bis 6-wöchige Einsätze im Bereich der ambulanten Pflege, Psychiatrie, Gerontologie u. a. (◨ Praxiseinsätze)
- Im Altenpflegegesetz ist kein Nachtdienst vorgeschrieben, aber auf Landesebene werden oft Nachtdienste empfohlen.
- Am Ende jedes Ausbildungsjahres erhält der Schüler ein Jahreszeugnis. Dies ist kein Versetzungszeugnis, d. h. unabhängig von den Leistungen rückt der Schüler in die nächste Jahrgangsstufe auf.
- Der ersten 6 Monate gelten als Probezeit.
- Fehlzeiten:
  - – Max. 12 Wochen insgesamt (keine Aufteilung in Theorie und Praxisfehlzeit).
  - – Bei Schwangerschaft max. 14 Wochen.
  - – Bei verkürzter Ausbildung max. 4 Wochen/Ausbildungsjahr (auch bei Schwangerschaft).
  - – Bei 4-jähriger berufsbegleitender Ausbildung max. 80 Tage
  - – Sondergenehmigungen zu längeren Fehlzeiten können von der zuständigen Behörde auf Antrag erteilt werden, wenn das Ausbildungsziel durch die Fehlzeiten nicht gefährdet ist.

Inhalte der praktischen Ausbildung in der Altenpflege:
- Kennenlernen des Praxisfeldes unter Berücksichtigung institutioneller und rechtlicher Rahmenbedingungen und fachlicher Konzepte.
- Mitarbeiten bei der umfassenden und geplanten Pflege alter Menschen einschließlich Beratung, Begleitung und Betreuung sowie Mitwirken bei ärztlicher Diagnostik und Therapie unter Anleitung.
- Übernehmen selbstständiger Teilaufgaben entsprechend dem Ausbildungsstand in der umfassenden und geplanten Pflege alter Menschen einschließlich Beratung, Begleitung und Betreuung sowie Mitwirken bei ärztlicher Diagnostik und Therapie unter Aufsicht.
- Übernehmen selbstständiger Projektaufgaben, z. B. bei der Tagesgestaltung oder bei der Gestaltung der häuslichen Pflegesituation.
- Selbstständig planen, durchführen und reflektieren der Pflege alter Menschen einschließlich Beratung, Begleitung und Betreuung sowie Mitwirken bei der ärztlichen Diagnostik und Therapie unter Aufsicht.

☐ **Tab. 1.2.** Stundenverteilung der Theorie in der Altenpflege (Ausbildungs- und Prüfungsverordnung für die Berufe der Altenpflege November 2002, Anlage 1 (zu § 1, Abs. 1, Fundstelle BGBI 2002, 4423–4425)

Inhalte der theoretischen Ausbildung nach dem Curriculum des Kuratorium deutsche Altenpflege (KDA)		Stundenanzahl
	Insgesamt	2.100
1.1.	Theoretische Grundlagen in das altenpflegerische Handeln einbeziehen	80
1.2.	Pflege alter Menschen planen, durchführen und evaluieren	120
1.3.	Alte Menschen personen- und situationsbezogen pflegen	720
1.4.	Anleiten, beraten, Gespräche führen	80
1.5	Bei der medizinischen Diagnostik und Therapie mitwirken	200
2.1.	Lebenswelten und soziale Netzwerke beim altenpflegerischen Handeln berücksichtigen	120
2.2.	Alte Menschen bei der Wohnraum- und Wohnfeldumgestaltung unterstützen	60
2.3.	Alte Menschen bei der Tagesgestaltung und bei selbst organisierten Aktivitäten unterstützen	120
3.1.	Institutionelle und rechtliche Rahmenbedingungen beim altenpflegerischen Handeln berücksichtigen	120
3.2.	An qualitätssichernden Maßnahmen in der Altenpflege mitwirken	40
4.1.	Berufliches Selbstverständnis entwickeln	60
4.2.	Lernen lernen	40
4.3.	Mit Krisen und schwierigen sozialen Situationen umgehen	80
4.4.	Die eigene Gesundheit fördern und erhalten	60
	Zur freien Gestaltung des Unterrichts	200

Die Schüler können je nach ihrem Hauptpraktikumsplatz Außeneinsätze in folgenden Bereichen absolvieren:

1. psychiatrische Kliniken mit gerontopsychiatrischer Abteilung oder Einrichtungen der gemeindenahen Psychiatrie;
2. Allgemeinkrankenhäuser, insbesondere mit geriatrischer Fachabteilung oder geriatrischem Schwerpunkt, oder geriatrische Fachkliniken;
3. Geriatrische Rehabilitationseinrichtungen;
4. Einrichtungen der offenen Altenhilfe

1.5 Modellprojekte

Generalistische Ausbildung

Hier werden Bewerber der Gesundheits- und Kinderkrankenpflege, Gesundheits- und Krankenpflege sowie Altenpflege in einem Ausbildungsgang unterrichtet. Ziel ist es, das Wissen der bisher getrennten pflegespezifischen Ausbildungen zu einem Wissen zu vereinen. Ein Beispiel dafür ist das Berliner-Modell-Generalistische Ausbildung. Der Ausbildungsgang wurde am 01.10.2004 gestartet und bis September 2007 evaluiert.

Integrative Pflegeausbildung

Die Pflegeschüler werden im gemeinsamen Basiswissen unterrichtet und lernen dann nach der jeweiligen Fachspezifik in den Bereichen Gesundheits- und Kinderkrankenpflege, Krankenpflege bzw. Altenpflege getrennt weiter.

Für welche Ausbildung Sie sich auch interessieren, es gibt immer formale Voraussetzungen, die erfüllt werden müssen.

1.6 Bewerbung

1.6.1 Ein Telefonat führen

Diese Überschrift mag im heutigen Informationszeitalter eher lustig klingen – gibt es tatsächlich noch Menschen, die nicht über ein Handy verfügen? Tatsache ist jedoch, dass man sich gerade bei »offiziellen« Telefonaten unter Umständen peinlich verhaspeln kann und nach dem Auflegen feststellt, gerade die wichtigsten Anliegen gar nicht thematisiert zu haben.

Was nun? Noch mal anrufen? Mache ich damit einen schlechten Eindruck? Sie können solchen Situationen durch eine gute Vorbereitung aus dem Weg gehen: Legen Sie sich Ihre Unterlagen bereit – Ihre Informationssammlung über die Einrichtung(en), in denen Sie sich beworben haben, die Kopie Ihrer Bewerbungsunterlagen sowie die Kopie Ihres Anschreibens, Ihren Kalender, einen Stichwortzettel mit den Fragen, die Sie stellen möchten (◘ Tab. 1.3).

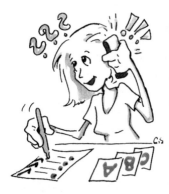

Häufig verläuft der erste Telefonkontakt nicht so glatt. Sie haben möglicherweise keine Durchwahlnummer, sondern landen a) im Empfangsbereich, b) in einem der Wohnbereiche c) in der Warteschleife und werden

◘ **Tab. 1.3.** Telefonate führen (beispielhafter Aufbau)

Sekretariat/Leitung	Bewerber
Meldet sich mit Begrüßung: Guten Tag...	Sie stellen sich vor: Guten Tag, mein Name ist…
Wen möchten Sie sprechen?	Ich würde gern die Pflegedienstleitung (bzw. Schulleitung)/Herrn/Frau .... sprechen
Warum möchten Sie ihn/sie sprechen?	Ich möchte mich um einen Ausbildungsplatz - bewerben und bitte um einen Vorstellungstermin. Wenn Sie mit der Leitung verbunden werden, wiederholen Sie Ihr Anliegen.
Wann können Sie kommen?	Jederzeit außer... Oder: Am liebsten wäre mir...
Gibt Datum und Uhrzeit durch	Tag und Uhrzeit, bitte immer wiederholen, um Missverständnisse zu vermeiden und sofort notieren Nachfrage: Gibt es bestimmte Unterlagen, die ich zu diesem Vorstellungsgespräch mitbringen sollte?
Antwort	Vielen Dank für das Gespräch. Auf Wiederhören.

wieder zum Empfangsbereich zurückgestellt. Behalten Sie die Nerven und erkundigen Sie sich, ob man Ihnen die Nummer vom Sekretariat geben könnte bzw. eine direkte Durchwahl und wann ein Anruf Ihrerseits zeitlich günstig wäre.

Mitunter werden Sie sogar zurückgerufen. Hier bewährt sich dann Ihre gute Vorbereitung – Sie haben Ihre Informationssammlung neben dem Telefon aufgebaut und können nachvollziehen, auf welche Ihrer Bewerbungen jetzt reagiert wird.

1.6.2 Anschreiben

Zur (und nicht in die) Bewerbungsmappe gehört auch das Anschreiben, mit dem Sie sich um einen Ausbildungsplatz bewerben. Erkundigen Sie sich vorher, wer an der Schule für die Schülerauswahl zuständig ist. Ansonsten richten Sie Ihre Bewerbung an die Schulleitung. Schreiben Sie nicht einfach: »Sehr geehrte Damen und Herren«. Das wirkt unvorbereitet und beliebig.

> **❶ Wichtig**
> Benutzen Sie bitte nie Kopien, sondern richten Sie immer ein individuelles Anschreiben an den jeweiligen Adressaten.

Sie disqualifizieren sich selbst, wenn Sie beispielsweise Ihren Wunsch, Gesundheits- und Krankheitspfleger zu werden, mit großem Nachdruck schildern, dass Schreiben jedoch dann versehentlich an eine Altenpflegeschule schicken.

Das Anschreiben sollte knapp gehalten sein, muss aber trotzdem folgenden Inhalt umfassen:

- Wer sind Sie und warum wollen Sie einen Ausbildungsplatz in der Pflege? Also Darlegung der Motivation sowie kurze Beschreibung Ihrer Person.
- Warum bewerben Sie sich gerade an dieser Schule? Informieren Sie sich vorher über die Schule und nehmen Sie Bezug darauf.

Schreiben Sie bitte keine »Romane«. Denken Sie daran, dass Schulen sehr viele Bewerbungen erhalten und eine zu ausführliche Darstellung unter Umständen häufig Ungeduld hervorruft. Und – vergessen Sie bitte nicht, den Brief zu unterschreiben! Eine digitale Unterschrift reicht nicht aus!

1.6.3 Lebenslauf

 »Der Lebenslauf eines Hähnchens: Catch me, kill me, fill me, grill me« (unbekannter Autor)

Es gibt verschiedene Varianten, seinen Lebenslauf zu gestalten. Sie können sich in Bibliotheken, im Internet oder im Buchhandel über die unterschiedlichen Gestaltungsmöglichkeiten informieren. Beachten Sie trotzdem die bewährte Regel »weniger ist mehr«. Wenn Sie nicht bereits über eindrucksvolle berufliche Erfahrungen verfügen, halten Sie die Form bitte eher schlicht, verzichten Sie außerdem auf Überschriften wie «Curriculum vitae» und einen dreiseitigen Aufbau mit Hochglanzfoto.

Als Erstauszubildender sollten Sie versuchen, sich auf eine A4-Seite zu beschränken. Achten Sie darauf, dass Ihr Name, Ihre vollständige Anschrift sowie Telefonnummer und ggf. e-Mail in der Kopf- bzw. Fußzeile erscheinen. Kleben Sie ein Passfoto an den rechten oberen Rand des Blattes. Zu den ersten Informationen, die Sie über sich geben, gehören persönliche Angaben wie Name, Geburtsname, Geburtsdatum und -ort sowie Ihre Nationalität. Haben Sie gerade erst die Schule beendet und wohnen noch zu Hause, können Sie Angaben über Ihre Eltern und – so vorhanden – Geschwister machen. Es empfiehlt sich ein chronologischer Aufbau, aus dem hervorgeht, wann Sie welche Schule besucht und welchen Abschluss genau Sie dabei erworben haben. Haben Sie bereits einmal eine Ausbildung angefangen und diese nicht abgeschlossen, vermerken Sie dies ebenfalls im Lebenslauf.

Geben Sie den zeitlichen Umfang Ihrer Praktika/bisherigen beruflichen Erfahrungen an sowie die Unternehmen, bei denen Sie diese absolviert haben. Sie können das Profil abrunden, indem Sie Aussagen zu Ihren Hobbys machen.

Sind Sie bereits im mittleren Lebensalter und möchten eine neue Ausbildung beginnen, ist die so genannte «amerikanische Form» des Lebenslaufes günstiger. Das bedeutet, die aktuellen Berufserfahrungen werden an den Anfang gesetzt, gefolgt von bereits absolvierten beruflichen Fort- und Weiterbildungen. Sie nutzen also die umgekehrte Chronologie. Bereits erworbene Schul- und Berufsabschlüsse müssen natürlich genannt werden, erscheinen aber erst später im Text. Der Lebenslauf kann also durchaus zwei Seiten und mehr umfassen. Sie können auch mit einem Deckblatt arbeiten, dass neben einem aussagekräftigen Foto Ihre persönlichen Angaben enthält.

Haben Sie hingegen eine »Patchwork-Biographie«, also sehr unterschiedliche berufliche Etappen, längere Zeiten der Arbeitslosigkeit, Familienpause, abgebrochenes Studium u. ä., dann beginnen Sie nach den persönlichen Angaben mit den relevanten Informationen Ihres Lebenslaufes – also welche Ihrer bisherigen beruflichen Erfahrungen könnte deutlich machen, dass eine Ausbildung in der Pflege für Sie der richtige Weg ist? Verzichten Sie auf eine chronologische Form, sondern arbeiten Sie mit Oberpunkten wie:

- Bisherige berufliche Erfahrungen
- Ehrenamtliche Tätigkeiten
- Aus-, Weiter- und Fortbildungen
- Schulischer Abschluss

❗ Wichtig
Bitte denken Sie daran, an das Ende des Lebenslaufes das aktuelle Datum und Ihre Unterschrift zu setzen!

1.6.4 Bewerbung an einer Schule

Ausbildungsplätze in den Gesundheitsberufen sind sehr begehrt, dementsprechend hoch ist die Konkurrenz. Es ist deshalb notwendig, strategisch vorzugehen.

Als erstes sollten Sie sich einen Überblick verschaffen, wie viele und welche Schulen sich in Ihrem Nahverkehrsbereich befinden. Falls Ihre Bewerbung nicht sofort zum Erfolg führt; wären Sie bereit, für eine Ausbildung auch in ein anderes Bundesland zu ziehen?

Bevor Sie sich offiziell bewerben, sollten Sie so viele Informationen über Ihre zukünftige Schule sammeln wie möglich. Nutzen Sie das Internet, um die Starttermine der neuen Ausbildungsgänge in Erfahrung zu bringen und erkundigen Sie sich telefonisch im jeweiligen Sekretariat, ob individuelle Beratungstermine möglich sind oder ob es einen »Tag der offenen Tür« o. ä. gibt. Notieren Sie sich die Fragen, die Sie stellen sollten.

Checkliste: Mögliche Fragen zur Ausbildungsstätte
- Wie lange existiert die Schule bereits?
- Wie viele Schüler lernen dort?
- Gibt es Informationen über die praktische Ausbildung?
- Gehört die Schule zu einem bestimmten Krankenhaus oder, wenn es eine Berufsfachschule für Altenpflege ist, gehört die Schule zu bestimmten Pflegeunternehmen oder unterhält sie Kooperationen mit unterschiedlichen Pflegeeinrichtungen?
- Handelt es sich um eine konfessionelle Schule?
- Ist es eine private oder eine staatliche Schule?
- Wird Schulgeld erhoben? In welcher Höhe?
- Erhalten Sie eine Ausbildungsvergütung?

Stellen Sie sich eine Übersicht über Ihre gesammelten Informationen zusammen. Überhaupt ist es günstiger, Sie legen sich gleich einen Ordner an, indem Sie die einzelnen Etappen Ihrer Bewerbung notieren. Bereiten Sie sich mehrere Bewerbungsmappen vor, die folgende Informationen über Sie beinhalten sollten:
- Tabellarischer Lebenslauf mit Foto (das Bild auf der Rückseite mit Namen beschriften)
- Kopie des Abschlusszeugnisses (erkundigen Sie sich vorher, ob es beglaubigt sein muss)
- Kopie Ihrer Praxisbewertung (Praktikumszeugnisse)
- Kopie bereits vorhandener Arbeitszeugnisse

Wenn Sie Ihre Mappe bei Ablehnung zurückbekommen möchten, legen Sie noch einen frankierten Rückumschlag bei.

Hinzu kommen bei Einstellung:
- Ärztliches Zeugnis über die Eignung für den Altenpflegeberuf
- Polizeiliches Führungszeugnis
- Einverständniserklärung der Eltern/Erziehungsberechtigten bei Minderjährigen

Wenn Sie ausländischer Staatsbürger sind, kommen noch hinzu:
- Aufenthalts- und Arbeitsberechtigung
- Einschätzung des ausländischen Schulabschlusses durch den Senat

Nicht immer ist die Person mit dem besseren Schulabschluss auch die für den Beruf geeignete, aber bei der Sichtung der schriftlichen Bewerbungen sind Abiturienten und Realschüler erst einmal im Vorteil. Dies kann jedoch durch gute oder sehr gute Praktikums- bzw. Arbeitszeugnisse ausgeglichen werden.

1.6.5 Bewerbung um einen Praxisausbildungsplatz

In der Altenpflege ist ein Praxisausbildungsplatz häufig Vorbedingung für einen Schulplatz. Beachten Sie daher einen längeren Bewerbungsvorlauf.

Der »Königsweg« führt häufig über ein Praktikum, in dem Sie Ihren Ausbildungsplatz und Ihre zukünftigen Kollegen bereits kennen lernen. Dadurch kann der »Praxisschock« vermieden werden und Sie lernen einige der Anforderungen kennen, die Ihr zukünftiger Betrieb mit sich bringt.

Weg Nummer zwei führt häufig über Beziehungen. Gehen Sie gedanklich Ihr Umfeld durch: Wie viele Menschen kennen Sie, die in Pflegeeinrichtungen arbeiten (Ihre Eltern, Eltern von Schulfreunden, Nachbarn, Bekannte von früher)? Erzählen Sie allen, dass Sie einen praktischen Ausbildungsplatz benötigen. Mitunter ergibt sich so eine Kette, und Sie bekommen plötzlich Hilfe von einer Person, die Sie nicht einmal persönlich kennen.

Weg Nummer drei – Sie müssen sich »blind« bewerben. Schauen Sie ins Internet oder in die Gelben Seiten, welche Pflegeeinrichtungen (ambulant oder stationär) es in Ihrer Nähe gibt. Überprüfen Sie die Fahrverbindungen. Wie weit dürfte der Anfahrtsweg sein, d. h. wie viel Zeit können Sie zusätzlich aufbringen, ohne dass dies mit Ihren anderen Verpflichtungen kollidiert? Überprüfen Sie daher auch Ihre aktuelle Lebenssituation.

Bereiten Sie eine ansprechende Bewerbungsmappe vor. Die Anschreiben richten Sie an die Heimleitung oder an die Pflegedienstleitung. Senden Sie Ihre Bewerbung mit der Post, kann es passieren, dass sie in einem Stoß anderer Bewerbungen untergeht.

Geben Sie Ihre Bewerbungsmappe immer persönlich ab. Es ist unwahrscheinlich, dass Ihr Ansprechpartner (Pflegedienstleitung/Heimleitung) genau dann Zeit für Sie hat, da Sie unangemeldet kommen. Aber auf diesem Weg können Sie Ihr Anliegen im Sekretariat vortragen und um einen Vorstellungstermin bitten bzw. ankündigen, dass Sie im Laufe des Tages noch einmal wegen eines Vorstellungstermins anrufen würden.

1.6.6 Vorstellungsgespräch

Sie haben es bis hierher geschafft. Datum, Uhrzeit und Ort sind klar. Bereiten Sie einen vollständigen Satz Bewerbungsunterlagen vor, auch wenn Sie diese bereits eingereicht haben, und nehmen Sie diesen zur Sicherheit mit. Es ist günstig, sich Fragen vorzubereiten, die Sie stellen möchten. Wer fragt, führt im Gespräch und Sie sollten nicht zu passiv erscheinen.

Praxistipp

Nehmen Sie stets die Telefonnummer der Einrichtung mit – sollten Sie sich durch irgendeinen unglücklichen Zufall verspäten, können Sie einem schlechten Eindruck vorbeugen, indem Sie sich telefonisch entschuldigen.

Bitte kleiden Sie sich angemessen. Für Mädchen und Frauen: Vermeiden Sie ein starkes Make-up, der Ausschnitt sollte nicht zu offenherzig sein, der Rock nicht zu kurz. Für Männer und Jungen: kommen Sie bitte nicht »hemdsärmelig«. Sie müssen nicht gleich mit Schlips und Kragen erscheinen, auch ein Jackett über dem T-Shirt oder dem Pullover wirkt seriös. Tragen Sie bitte geschlossene Schuhe, auch wenn sommerliche Temperaturen herrschen. Für beide: Entfernen Sie, falls vorhanden, vor dem Gespräch alle sichtbaren Piercings. Im Arbeitsalltag müssen Sie das aus Hygienegründen übrigens ohnehin tun. Denken Sie daran, der erste Eindruck entscheidet über den weiteren Verlauf des Gespräches.

Erkundigen Sie sich am Ende des Vorstellungsgespräches, wann Sie den Bescheid in etwa erwarten können oder ob Sie sich nach angemessener Zeit selbst nochmals erkundigen dürfen.

Das erste Ausbildungsjahr

❯ *»Aus kleinem Anfang entspringen alle Dinge.«* (Cicero 106 v. Chr.–43 v. Chr., röm. Politiker)

2.1 Der erste Schultag

Der erste Schultag ruft unwillkürlich Bilder von Zuckertüte, Ranzen und weißen Kniestrümpfen in einem wach. Es ist eine Schwellensituation, ein Übergang zu etwas ganz Neuem. Egal, ob Sie Erstauszubildende oder Umschüler sind, jeder Neuanfang hat seinen Zauber und ist mit Hoffnungen verknüpft. Gleichzeitig löst das Unbekannte aber auch Ängste aus. Vorwissen und Rituale, wie Zuckertüten, können Befürchtungen und negative Gefühle mindern helfen. Vielleicht haben Sie ja auch, von der Familie oder von Freunden, eine kleine Aufmerksamkeit zum Neuanfang erhalten.

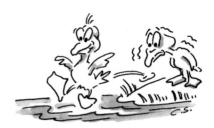

Checkliste: Was Sie bei Ausbildungsbeginn mitbringen sollten

Wichtig für den ersten Tag ist, dass Sie Ihre Unterlagen überprüfen:

- Was wird für die Ausbildung benötigt?
- Was haben Sie bereits abgegeben und was müssen Sie noch nachreichen? Beispielsweise:
  - Ausbildungsvertrag mit dem Träger der praktischen Ausbildung (in der Gesundheits- und Krankenpflege wird dies ein Krankenhaus sein, in der Altenpflege ein Heim oder eine Sozialstation)
  - Gesundheitszeugnis
  - Lebenslauf
  - Schulzeugnisse
  - Berufszeugnis über eine praktische Ausbildung
  - Praktikumsnachweis
- Und – was natürlich immer am ersten Tag mitzubringen ist – Stift, Block und gute Laune

2.1.1 Ankunft

> **Praxistipp**
>
> Stellen Sie sich gut mit der Sekretärin Ihrer neuen Schule, sein Sie freundlich und höflich. Sie werden noch oft, insbesondere bei organisatorischen Belangen, ihren Rat einholen müssen.

Am ersten Schultag werden Sie auf viele fremde Menschen treffen. Wenn Ihnen eine solche Situation unangenehm ist, sollten Sie an diesem Tag früh da sein. Dann haben Sie den Vorteil, dass Sie sich Ihren Platz aussuchen können und schon mal das fremde Terrain besetzen. Jetzt können Sie jeden, der hereinkommt, in Augenschein nehmen. So kommen Sie nicht selbst in die Lage, in einen Raum voll fremder Leute treten zu müssen und angestarrt zu werden. Kommen Sie spät oder sogar zu spät, werden sich alle Augen auf Sie richten. Außerdem müssen Sie den Platz wählen, der noch frei ist. Sie sollten dann zu den Menschen gehören, die solche Auftritte genießen.

Unabhängig vom Typ »Früh-da-sein« oder »Spät-kommen« hat ein frühes Kommen am ersten Tag einige Vorteile. Sie können beobachten, wie sich die einzelnen zukünftigen Klassenkameraden verhalten: Wer kommt leise und schüchtern herein? Wer kommt laut und selbstherrlich daher? Wer setzt sich nach hinten, und wer nach vorn? Wer setzt sich in die Mitte, ins Blickfeld des Lehrers? Wer bevorzugt die Seite, etwas versteckt? Wer kennt sich bereits? Wer erscheint allein und verloren? Wer nimmt gleich mit Ihnen Kontakt auf?

2.1.2 Vorstellungsrunde

Das Kennenlernen der Klassenmitglieder wird von der Schule unterstützt, indem sich jeder vorstellen muss. Neben der herkömmlichen Art, bei der jeder einfach über seine Person berichtet, gibt es viele andere Techniken, z. B. der Steckbrief oder das Interview. Beim Steckbrief hat die Schule bereits Plakate für jeden Neuankömmling vorbereitet. Auf diesem Plakat tragen Sie Ihre Personalien ein und Dinge wie z. B. Hobbys, Erwartungen an die Ausbildung etc. Bei der Interviewtechnik werden Zweiergruppen gebildet. In diesen Gruppen interviewen sich die Partner gegenseitig. Im anschließenden

Plenum stellt man dann nicht sich selbst vor, sondern den jeweils anderen; die Person, die man interviewt hat.

Wenn Sie nicht gern frei reden, sollten Sie sich auf die Vorstellungsrunde vorbereiten. Überlegen Sie sich am Vortag, was Sie sagen möchten. Reden Sie möglichst frei und lesen Sie bitte keine Notizen vom Blatt ab.

Themen in der Vorstellungsrunde

Sie sollten zu folgenden Punkten etwas sagen können:

- Wer bin ich? Personalien, einschließlich, ob Sie verheiratet sind und/oder Kinder haben.
- Wo lebe ich und, wenn Sie wollen, auch wie? Wenn Ihr Lebensstil Besonderheiten aufweist.
- Warum möchte ich diesen Beruf erlernen? Was hat mich dazu bewogen, diese Ausbildung zu beginnen? Wenn es geht, sollten Sie etwas mehr sagen als nur »Ich möchte mit Menschen arbeiten«.
- Welche Vorerfahrungen habe ich in der Pflege?
- Evtl. was habe ich vorher gearbeitet und/oder gelernt?
- Welche Hobbys habe ich?
- Welche Erwartungen und Befürchtungen im Hinblick auf die Ausbildung habe ich?

In jedem Falle sollten Sie sich überlegen, wie viel Sie von sich preisgeben möchten. Fassen Sie sich kurz und reden Sie nicht länger als ein paar Minuten. Denn wenn 20 bis 25 Schüler einer Klasse 3–4 Minuten von sich erzählen, ist eine Doppelstunde um. Mehr Zeit wird selten für eine Vorstellung gegeben. Sie sollten auch eine einminütige Kurzfassung parat haben, weil jeder neue Lehrer sich ein kurzes Bild über seine künftigen Schüler machen will. Bei der Kurzfassung möchte der Lehrer über die Namen der Schüler und Vorerfahrungen im jeweiligen Unterrichtsgebiet informiert werden.

2.2 Einführungsblock

Der erste 4- bis 6-wöchige Theorieblock soll Sie in die Ausbildung einführen. Die wichtigsten organisatorischen Dinge werden besprochen. Die Unter-

2.2 · Einführungsblock

richtsthemen widmen sich den Grundlagen der Pflege. Die Unterstützung in folgenden vier Aktivitäten des täglichen Lebens (ATL – Aktivitäten des täglichen Lebens (»activity of daily life«, ADL) oder AEDL – Aktivitäten und existentielle Erfahrungen des Lebens) steht dabei in der Regel im Mittelpunkt:

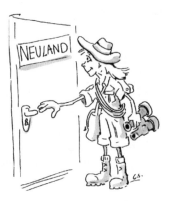

- Sich pflegen können
- Sich kleiden können
- Essen und trinken können
- Sich bewegen können

Diese Tätigkeiten werden auch zu Ihren ersten Arbeiten auf der Station oder im Wohnbereich zählen. Die meisten Schulen versuchen den Schülern neben der allgemeinen Einführung in die Ausbildung, Grundwissen für den ersten Praxiseinsatz mitzugeben. Im Einführungsblock werden Ihnen die Grundprinzipien der Pflegehandlungen erklärt. Sie können auch an einer Puppe oder einem Mitschüler üben. Aber letztlich kann in der Schule keine Routine erworben werden. Erst in der Praxis, durch regelmäßiges Üben, können Sie Sicherheit in einer Fertigkeit erlernen. Der Praxisanleiter auf der Station oder im Wohnbereich wird Sie darin unterstützen.

2.2.1 Anfänger oder Greenhorn?

> »Ein Greenhorn ist demnach ein Mensch, welcher noch grün, also neu und unerfahren im Lande ist und seine Fühlhörner behutsam ausstrecken muss, »Aber man denke ja nicht etwa, dass ich die Überzeugung oder auch nur die Ahnung gehabt hätte, dass diese kränkende Bezeichnung auf mich passe! 0h nein, denn es ist ja eben die hervorragendste Eigentümlichkeit jedes Greenhorns, eher alle andern Menschen, aber nur nicht sich selbst für ,grün' zu halten«. (Winnetou I, Karl May 1842–1912, dt. Schriftsteller)

Die Voraussetzungen, mit denen Schüler in einer Klasse konfrontiert werden, können sehr unterschiedlich sein. Die meisten haben mindestens ein mehrwöchiges Praktikum in einer Pflegeeinrichtung, andere wiederum haben mehr Erfahrung, z. B. durch ein Soziales Jahr oder Zivildienst. Einige haben bereits länger in der Pflege gearbeitet oder sogar schon eine Pflegeausbildung, z. B. zum Pflegehelfer, absolviert. Am Anfang gibt es noch große Unterschiede, doch im Laufe der Ausbildung gleicht sich das Wissen an.

Der Frischling ohne jegliche Vorerfahrung

Entwickeln Sie nur kein Minderwertigkeitsgefühl, falls Sie ohne Vorerfahrung in die Ausbildung gehen sollten. Die Ausbildung ist so aufgebaut, dass man auch ohne Vorwissen mitkommt. Allerdings muss man am Anfang etwas mehr pauken, weil es viele unbekannte Fachbegriffe zu erlernen gibt. Führen Sie deshalb ein Vokabelheft. Und wenn Sie nicht so oft nachfragen möchten, schreiben Sie sich die Worte auf und schlagen Sie in einem Wörterbuch nach. Ein Wörterbuch ist eine sinnvolle Anschaffung. Sie haben die Wahl zwischen verschiedenen Pflegewörterbüchern, z. B. vom Springer-Verlag oder vom de Gruyter Verlag. Wir empfehlen zudem ein medizinisches Wörterbuch. Das bekannteste ist der »Pschyrembel«.

In diesem ersten Theorieblock haben Sie ohne Vorerfahrung einen kleinen Nachteil: Sie kennen die Arbeitsumgebung nicht und können sich die Pflegesituationen schwer vorstellen, weil Sie sie noch nicht gesehen haben. Nachfragen hilft leider auch nicht immer, denn um Fragen stellen zu können, ist ein gewisses Grundwissen erforderlich. Dieses Problem löst sich aber durch den ersten Praxisblock.

Daneben haben Sie den großen Vorteil, die Pflege völlig unvoreingenommen und unbelastet von falschem Wissen und schlechten Angewohnheiten kennen zu lernen, sozusagen von der Pike auf. Sie können Pflegehandeln an der gelernten Theorie ausrichten.

Der Neuling mit ein wenig Vorerfahrung

Zu dieser Gruppe zählt die Mehrheit der Schüler, weil die meisten Schulen vor Beginn der Ausbildung ein Praktikum in einer Pflegeeinrichtung verlangen. Wenn Sie nicht zum Greenhorn neigen, und nicht glauben, die Praktikumserfahrung habe Sie zum Pflegeexperten gemacht, dann befinden Sie sich in einer guten Ausgangsposition. Sie kennen die Arbeitsumgebung und können die neue Theorie mit der Praxissituation verbinden. Sie sollten bei Unklarheiten umgehend nachhaken. Manche Dozenten, die jahrelang in diesem Beruf gearbeitet haben, denken nicht immer daran, dass für einen

Anfänger vieles neu ist. Nur Mut, Sie werden feststellen, dass andere Schüler oft das gleiche Problem haben.

Das Greenhorn mit viel Praxiserfahrung, aber wenig theoretischem Wissen

Für Sie bietet der Einführungsblock auf den ersten Blick nicht viel Neues. Wenn Sie schon länger in der Pflege gearbeitet haben, gehören die Themen, die am Ausbildungsbeginn vermittelt werden, zu Ihrem Arbeitsalltag. Schüler mit viel Vorerfahrung neigen dazu, ihr Vorwissen für das allein Gültige zu halten; die Identifikation mit der Arbeitsstelle ist groß und die dortige Pflege wird als optimal angesehen. Berücksichtigen Sie in diesem Fall aber, dass Sie ohne ausreichendes theoretisches Wissen auch Falsches eingeübt haben könnten. Dieses gilt es jetzt zu revidieren. Seien Sie also besser kein Greenhorn, das meint, schon alles zu wissen, sondern nutzen Sie die Chance sich Variationen anzueignen, indem Sie Unterschiede hinterfragen.

❗ Wichtig

In der individuellen Variation liegt die Kunst der Pflege, d. h. je mehr Pflegemöglichkeiten Sie kennen, desto individueller können Sie Menschen pflegen.

Checkliste: Fragen zur Ausbildung, die innerhalb der ersten Tage beantwortet sein sollten

- Gibt es noch Unterlagen, die Sie nachreichen müssen?
- Wie hoch ist das Schulgeld? Wohin muss es überwiesen werden?
- Was beinhaltet die Schulordnung?
- Wer ist Ihr Ansprechpartner für die Ausbildung (z. B. Kursleitung)?
- Welche Lernmaterialien werden benötigt?
- Welche Lernmaterialien werden von der Schule gestellt? Welche müssen Sie selbst anschaffen?
- Gibt es einen Stundenplan für den Theorieblock?
- Findet der Unterricht immer am selben Ort statt, oder hat die Schule noch andere Lernorte? Wenn ja, wie sind diese zu erreichen?
- Gibt es in der Schule einen Ort, an dem Sie Ihre Sachen oder auch Bücher deponieren können?

- Gibt es eine für Sie zugängliche Bibliothek oder auch einen frei zugänglichen Internet-Anschluss für Recherchen?
- Wann sind Unterrichts- und Pausenzeiten?
- Gibt es eine Cafeteria oder einen anderen Pausenort?
- Wo kann man sonst in der Nähe etwas zu Trinken und zu Essen bekommen?
- Wie sollen Sie sich verhalten, wenn Sie krank sind oder aus anderen Gründen fehlen müssen?

2.2.2 Die Klasse

»Als der Körper erschaffen wurde, wollte jeder Körperteil die Führung übernehmen. Das Gehirn sprach, da ich alle Teile kontrolliere und für sie denke, muss ich das Meiste zu sagen haben. Die Beine sagten, da wir den Menschen dorthin tragen, wo er hin will und das ausführen, was das Gehirn ihm eingibt, sollten wir der Anführer sein. Die Augen sprachen, da wir auf euch Acht geben und euch warnen, wenn Gefahr droht, sollten wir der Boss sein. Und so meldete sich jedes Organ zu Wort, schließlich verlangte auch der Darm, dass man ihm die Vorherrschaft einräumt. Alle Körperteile lachten und fanden die Idee einfach zu komisch. Der After wurde darüber so wütend, dass er sich schloss, schmollte und sich weigerte zu funktionieren. Darauf wurde das Gehirn fiebrig, die Augen schielten, die Beine wurden schwach, und die Hände hingen schlaff herunter, sogar das Herz und die Lunge hatten Mühe, weiter zu arbeiten. Schließlich wandten sich alle flehentlich an den Darm doch wieder zu funktionieren. Der After ließ sich erweichen und die Organe einigten sich, dass alle gleich wichtig sind und nur wenn jeder seine Arbeit tut, funktioniert das Ganze.« (unbekannter Autor)

2.2.3 Phasen der Gruppenfindung

Die »Klasse« ist eine Gruppe von Menschen, die zufällig aufeinander treffen und nun 3 Jahre miteinander auskommen müssen. Wie alle Gruppen unterliegt auch die Klasse einem Entwicklungsprozess, bis sie vollständig arbeitsfähig ist. In diesem Prozess der Gruppenformung werden Meinungs- und

Werteunterschiede abgeklärt und Gruppenrollen besetzt. Es können nach B.W. Tuckman vier Phasen unterschieden werden (Tuckman 1965):

— Forming (Abtasten)
— Storming (Zurechtschütteln)
— Norming (Zusammenwachsen)
— Performing (Zusammenarbeit)

Erst am Ende dieses Prozesses können die Gruppenmitglieder **miteinander** arbeiten, ohne sich ständig über verschiedene Meinungen oder Rollenansprüche zu streiten. Ganz einfach gesagt, es ist ein Prozess, indem jeder Schüler seinen Platz in der Gruppe sucht, wobei es manchmal hoch her gehen und zu Streit kommen kann.

Es gibt noch eine 5. Phase »Adjourning« (Trennung), die Phase des Wiederauseinandergehens, auf die hier nicht weiter eingegangen wird, weil sie in diesem Zusammenhang weniger wichtig ist.

Forming: Die Phase der Gruppenbildung – Das »Abtasten«

Die Anfangsphase ist noch von Unsicherheit geprägt, da man nicht weiß, wie die anderen reagieren. Man geht freundlich, distanziert, höflich und entgegenkommend miteinander um. Aber in der folgenden Phase fallen dann die »Hüllen«, das Klima wird rauer. Gute Beobachtung der anderen kann es Ihnen erleichtern, das eigene Verhalten im kommenden Gruppenprozess besser auszurichten und sich den eigenen Vorstellungen entsprechend in der Gruppe zu etablieren (▶ Kap. 2.1).

Storming: Die Phase der (stürmischen) Auseinandersetzung – Das »Zurechtschütteln«

Im Laufe des ersten Blocks kann es bereits zur Auseinandersetzung über unterschiedliche Werte und Vorstellungen kommen. Sie werden Mitschüler haben, die immer und zu allem ihre Meinung äußern, und auch Mitschüler, die nie etwas sagen. Aus der Gruppe derer, die viel sagen, gehen meistens die Gruppenführer hervor. Viel reden ist eine Grundvoraussetzung für Führungspersonen, fast unabhängig vom Inhalt des Gesagten.

Größere Gruppen zerfallen in kleinere Gruppen von 6 bis 8 Personen, die bestimmte Werte und Einstellungen miteinander teilen. Jede Gruppe hat einen Wortführer. Zwischen den Wortführern verschiedener Gruppen kann es zu Streitigkeiten kommen.

Norming: Die Phase der Normbildung und Konsolidierung – Das Zusammenwachsen

Im Laufe des ersten Jahres werden sich bestimmte Haltungen und Werte herauskristallisieren, die die Mehrheit der Schüler einer Klasse über die Gruppengrenzen hinweg teilen. Auf dieser Basis entsteht ein »Wir-Gefühl«. In manchen Klassen gibt es allerdings kein übergreifendes Wir-Gefühl, sondern nur eines für die jeweilige eigene Gruppe. Diese Klassen gelten als zerstritten, arbeiten schlecht zusammen und haben oft Ärger mit Dozenten. Jede Gruppe hat zunächst das grundsätzliche Bestreben, eine Einheit zu bilden, mit der sich jeder Einzelne identifizieren kann und in der er soziale Unterstützung erhält. Manchmal ist eine innere Kooperation jedoch nicht möglich. In einer solchen Situation kann es geschehen, dass Lehrer als äußerer Feind (»Gemeinsamer Feind eint«) herhalten müssen. Dieser Umstand führt zu Konflikten und insgesamt zu einer schlechten Lernsituation, unter der schließlich alle leiden.

Performing: Die Zusammenarbeit

Nach gelungener Gruppenaufstellung, jeder hat seinen Platz gefunden und die gemeinsamen Werte sind geklärt, kann man sich nun vollends der Arbeit bzw. dem Lernstoff widmen; das, wofür man eigentlich in die Schule geht. Jetzt, in der Phase der Zusammenarbeit, ist es möglich, auf der Basis der gemeinsamen Werte auch gemeinsame Ziele zu verfolgen und effektiv zu lernen.

2.2.4 Ihre Rolle in einer Gruppe

Menschen nehmen in Gruppen oft immer wieder die gleiche Rolle ein, z. B. sind sie immer Außenseiter, Spaßvogel, Mitläufer oder Anführer. Überlegen Sie sich, welche Rollen Sie in früheren Gruppen eingenommen haben. Denken Sie dann darüber nach, ob Sie sich in dieser Rolle wohl gefühlt haben oder ob Sie Ihre Rolle verändern

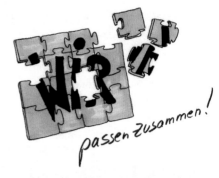

passen zusammen!

möchten. In der neuen Gruppe haben Sie jetzt eine Chance für eine Veränderung, denn niemand kennt Ihre alten Rollen. Das wird wahrscheinlich nicht auf Anhieb gelingen. Niemand kommt so schnell aus seiner Haut, aber nach und nach kann man sich schon verändern.

Sie können Ihre Rolle in der Gruppe auch testen (▶ Anhang).

2.2.5 Lehrkräfte

❯ *»Wer aus dem Schatten an die Sonne gegangen ist, wird davon etwas Farbe bekommen, auch wenn er gar nicht deswegen an die Sonne getreten war. Wer sich in irgendeinem Duftladen niedergelassen und sich eine Weile darin aufgehalten hat, trägt das Rüchlein des Ortes mit sich fort. Und wer einmal in die Schule irgendeines Lehrers gegangen ist, hat daraus notwendig etwas gewonnen, das selbst dem noch irgendwie zustatten kommt, der dem Unterricht nur nachlässig gefolgt ist. Versteh mich recht: ich sagte ‚nur nachlässig‘, nicht etwa: ‚widerstrebend‘.*

‚Ja wie?‘, wirst du fragen, ‚kennen wir nicht sattsam Schüler, die viele Jahre in der Schule versessen und nicht die geringste Färbung angenommen haben?‘ Wie sollte ich die nicht kennen! Es sind ja die beharrlichsten und sesshaftesten, die ich freilich nicht eigentlich als Schüler ihres Lehrers, sondern als seine Hinterbänkler ansprechen möchte. Diese Leute kommen ja nur um zu hören, nicht um zu lernen, nur um der Augen- und Ohrenweide willen. Groß, wirst du mir zugestehen, ist die Gruppe der Schüler, die in der Schule nur ein Vergnügungslokal für müßige Stunden erblicken.« (Seneca, um 4 v.Chr.–65 n.Chr., röm. Philosoph)

In Kranken- und Altenpflegeschulen arbeiten fest angestellte Unterrichtskräfte und Honorardozenten.

»Pflegelehrer« können drei verschiedene Qualifikationen haben. Seit den 1990er-Jahren gibt es Studiengänge für Pflege- bzw. Medizinpädagogik an Universitäten und Fachhochschulen (z. B. Humboldt-Universität in Berlin oder Katholische Fachhochschule in Köln). Davor wurden die so genannten Unterrichtsschwestern oder Lehrer für Krankenpflege in einer meist zweijährigen Weiterbildung pädagogisch qualifiziert. Je nach Schulform und Bundesland (Bildung ist Länderhoheit!) sind die Einsatzmöglichkeiten dieser Lehrkräfte unterschiedlich.

Kursleitung

In den meisten Ausbildungsstätten werden die Zuständigkeiten so geregelt, dass zwar alle Lehrer der Schule in allen Klassen unterrichten, aber jeweils ein Lehrer Ansprechpartner für Dozenten und Auszubildende eines Kurses ist. Zu den weiteren Aufgaben der Kursleitung können gehören:

- Planung, aber auf jeden Fall die Organisation der Theorieblöcke und die Vorbereitung von Projekttagen und Exkursionen
- Administrative Arbeiten wie Klassenbuchführung, Praxisordner lesen, Fehlzeiten erfassen u. a.
- Konfliktbereinigung: zwischen Schülern, zwischen Dozenten und Schülern und auch zwischen Praxisstelle und Schüler bzw. Schule.

Die Kursleitung hält Kontakt zu den Praxisstellen der Auszubildenden. In der Krankenpflege und Gesundheits- und Kinderkrankenpflege ist dies in der Regel ein Krankenhaus, an der der größte Teil der Ausbildung absolviert wird. Daneben gibt es einige »Außeneinsätze« in anderen Organisationen (Praxiseinsätze im zweiten Jahr ▶ Kap. 3). In der Altenpflege sind es viele verschiedene Einrichtungen: Altenheime, Sozialstationen oder auch geriatrische Krankenhäuser, mit der der jeweilige Schüler einen Vertrag zur praktischen Ausbildung abgeschlossen hat.

Der Kursleiter besucht die Schüler in ihren Praxisstellen. Die Vorgaben dazu sind je nach Bundesland unterschiedlich und reichen von zwei Besuchen bis sechs Besuchen pro Jahr und Schüler. Der Praxisbesuch dient der Überprüfung des Ausbildungsstandes und kann nur aus einem Gespräch bestehen oder eine Praxisanleitung beinhalten (▶ Kap. 2.7).

Honorardozenten

Dozenten (lat. »docere« – lehren) haben einen Lehrauftrag für ein bestimmtes Fach mit einer begrenzten Stundenanzahl. Sie erhalten aufgrund ihrer fachlichen Qualifikation eine befristete Lehrgenehmigung. Üblich sind Honorardozenten, z. B. in den Bereichen Medizin, Physiotherapie und Psychologie.

In einigen Bundesländern müssen Dozenten, die größere Unterrichtskontingente übernehmen und regelmäßig in einer Schule unterrichten, eine Lehrprobe vor einem Vertreter der Schulaufsichtsbehörde ablegen. Fällt die Lehrprobe zufriedenstellend aus, erhalten sie eine unbefristete Lehrgenehmigung.

Honorardozenten sind für die Qualität ihres Unterrichtes verantwortlich, jedoch nicht für die Organisationsstruktur oder die Steuerung gruppendynamischer Prozesse in der Klasse. Dies ist die Aufgabe der Kursleitung. Sie können sich also mit fachlichen Fragen an den Dozenten wenden. Für organisatorische Fragen oder Gruppenstreitereien hingegen ist er der Falsche; er hat darauf kaum Einfluss. Außerdem würde es insgesamt nur kostbare Lehrzeit kosten.

> **Beispiel**
> Der Physiotherapeut Herr X hat einen Lehrauftrag für »Rückenschonendes Arbeiten« im ersten Theorieblock einer neuen Klasse übernommen. Geplant sind zwei Seminartage mit vielen praktischen Übungen. Die Klasse ist jedoch gerade in der Findungsphase (Storming-Phase, s. oben), diskutiert jeden Arbeitsauftrag und einige zieren sich mitzumachen. Der Dozent verlässt sein Unterrichtskonzept und geht auf die Befindlichkeiten der einzelnen Schüler ein. Die Zeit vergeht, die Schüler streiten weiter, die zwei Tage sind um. Fazit: Alle sind unzufrieden. Der Dozent konnte seinen Stoff nicht vermitteln und in der kurzen Zeit auch nicht das Problem der Gruppe lösen. Den Schülern fehlt die wichtige Technik in der Praxis und der Konflikt schwelt weiter.

2.2.6 Das Lernen

> *»Leben Sie so, als wenn Sie morgen sterben müssten – aber lernen Sie so, als ob Sie ewig leben könnten.«* (Mahatma Gandhi 1869–1948, ind. Politiker und Revolutionär)

Für einige von Ihnen wird das Lernen schon einige Zeit zurückliegen und Sie müssen sich wieder daran gewöhnen; keine Angst, das geht schnell. Andere kommen direkt von der Schule und sind sozusagen noch in Übung. Eine häufig gestellte Frage ist »wie viel muss ich Zuhause tun?« Das ist individuell sehr verschieden, der eine lernt schneller, der andere langsamer. Wenn Sie diszipliniert sind, setzen Sie sich jeden Tag noch eine Stunde hin und reflektieren das Erlernte. Wenn Sie es nicht täglich schaffen, sollten Sie sich einen Tag in der Woche fest einplanen, an dem Sie einige Stunden wiederholen und die Woche Revue passieren lassen.

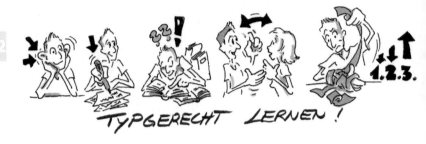

Sie können es auch mit einem Lernkalender versuchen, in den Sie Themen, die in der Schule an einem Tag behandelt wurden, eintragen. Sie können dann die Themen durchstreichen, die Sie bereits intensiver bearbeitet haben. Dieses Vorgehen erleichtert den Überblick. Ihnen fällt auch schneller auf, wie viel Stoff bereits behandelt wurde und was Sie davon schon wiederholt haben.

In jedem Fall sollten Sie das Lernen gut organisieren. Dazu folgen nun einige Tipps, denn die neue Struktur des Unterrichts nach Lernfeldern kann verwirrend wirken. Es gibt auch einen Lerntypentest, mit dessen Hilfe Sie erkennen können, auf welche Weise Ihnen das Lernen am leichtesten fällt (▶ Anhang).

2.2.7 Curriculum und Lernfeld

❯ *»Es geht nicht einfach darum, den Stoff zu lernen, sondern es geht darum,*
am Stoff zu lernen.« (Schulmeistereien, Peter Bichsel, dt. Schriftsteller)

Mit einer staatlich anerkannten Ausbildung soll sichergestellt werden, dass die Absolventen am Ende der Ausbildung über ein bestimmtes Wissen und vergleichbare Fähigkeiten verfügen. Stellt z. B. der Leiter einer Einrichtung eine 3-jährig ausgebildete Gesundheits- und Krankenschwester ein, so kann er davon ausgehen, dass diese Injektionen verabreichen kann und weiß, wie man mit einer Magensonde umgeht.

Welche Inhalte eine Ausbildung enthalten soll, wird in einem Curriculum festgeschrieben (Curriculum: lat. – etwa mit »Verlauf« zu übersetzen). Der Lehrplan beschreibt sowohl die Inhalte als auch die Ziele, die der Schüler in der Ausbildung erreichen soll (▶ Anhang). Hinzu kommen die Methoden, mit denen das Wissen zu vermitteln ist. Die gesetzlichen Vorgaben im Krankenpflege- und Altenpflegegesetz bilden den Rahmen für das Curriculum. Daneben gibt es Richtlinien für die Gestaltung der Ausbildung. In der Altenpflege ist häufig das KDA-Curriculum (Kuratorium deutscher Altenpflege) die Ausbildungsgrundlage, in der Gesundheits- und Krankenpflege ist das so genannte «Oelke-Curriculum» weit verbreitet.

Gesundheits- und Kinderkrankenpflege, Gesundheits- und Krankenpflege sowie Altenpflege sind praktische Berufe. Die Pflegehandlung findet in einer bestimmten Umgebung an einem bestimmten Menschen statt und muss auf diese Situation abgestimmt werden. Soll die Schule also für die Praxis ausbilden, so muss sie sich an dieser orientieren. Der Schüler soll berufliche Handlungskompetenz erweben, deshalb muss die Ausbildung handlungsorientiert sein. In den Lernfeldern werden bestimmte Situationen abgebildet, in denen Pflegehandlungen stattfinden. Dies soll den Transfer von theoretischem Wissen in praktische Handlungen erleichtern.

Sie kennen bisher wahrscheinlich nur so genannte sachlogische Strukturen des Unterrichts. Für die Pflegeausbildung wäre das z. B. eine Fächeraufteilung nach Anatomie, Physiologie, Krankheitslehre usw. Eine handlungsorientierte Einteilung strukturiert das Lernen nach Pflegesituationen, z. B. »Alte Menschen bei der Tagesgestaltung und bei selbst organisierten Aktivitäten unterstützen« oder »Lebenserhaltende Sofortmaßnahmen bis zum Eintreffen der Ärztin oder des Arztes einleiten« (▶ Anhang). Alle Fachkenntnisse, die zu dieser Handlungssituation gehören, werden dann zeitnah zusammen unterrichtet. Das Ziel ist fachübergreifender Unterricht, orientiert an Situationen aus der Pflegepraxis.

2.2.8 Zuhören und/oder Mitschreiben

Zuhören und gleichzeitig mitschreiben ist eine Fähigkeit, die nicht jeder auf Anhieb beherrscht. Hört man intensiv zu, fehlen einem im Nachhinein oft die Notizen, um sich an alles erinnern zu können. Schreibt man dagegen mit, und ist nicht schnell genug, entgeht einem einiges vom Gesagten. Hören und (schnell genug) mitschreiben muss man üben! Dazu gehört, dass man beurteilen lernen muss, was wichtig ist. Also: was muss ich notieren und was ist eher nebensächlich. Wollten Sie alles mitschreiben, müssten Sie Stenografie lernen. Doch das ist eigentlich nicht nötig. Grundsätzlich gilt, dass Sie nur die wichtigsten Informationen festhalten sollten. Der Inhalt sollte so strukturiert sein, dass Sie ihn auch noch Monate später nachvollziehen können.

Viele Lehrer versuchen Ihnen bei der Schwerpunktsetzung zu helfen, indem sie am Ende der Stunde das Wichtigste noch einmal zusammenfassen. Einige weisen auch unmittelbar auf wichtige Punkte hin. Das ist zwar hilfreich. Andererseits sollten Sie sich nicht allein darauf verlassen, denn oft gehen dabei die Zusammenhänge verloren. Der Lehrer, der den Stoff kennt, benötigt viel weniger Anhaltspunkte zur Darstellung als Sie, für den der Stoff neu ist. Manchmal können sich Lehrer auch nicht mehr so einfach in die Situation des Schülers hineinversetzen.

Oft teilt ein Lehrer thematische Zusammenfassungen aus. Schüler begreifen das gern als Einladung, nicht mitschreiben zu müssen und sich auf das Gesagte konzentrieren zu können. Doch schützt erstens Mitschreiben vor Ermüdung, und zweitens werden diese Zusammenfassungen meist abgeheftet, ohne sie anschließend noch einmal zu lesen und in eigenen Worten zusammenzufassen. Seitenlange Kopien säuberlich im Ordner abgeheftet, beruhigen zwar das Gewissen. Aber denken Sie daran: Im Hirn verändert es nichts. Abheften ist nicht gleich Lernen! Nur die eigenen Notizen und Überarbeitungen helfen Ihnen dabei, den Stoff zu behalten!

> **Praxistipp**
>
> Das Gehörte sinnvoll strukturiert zu Papier bringen – und nicht einen linearen Fließtext produzieren wollen.
>
> - Kurze und klare Sätze, ohne viel Füllwerk, eher stichwortartig, aber verständlich.
> - Den Inhalt mit eigenen Worten ausdrücken, das fördert das Behalten.
> - Leserlich schreiben und verständliche Abkürzungen benutzen.
> - Stets einen breiten Rand für spätere Ergänzungen lassen.
> - Nach Absätzen genug Platz lassen, um später zu diesem Aspekt noch etwas hinzufügen zu können.
> - Notizblätter mit Überschrift (Thema) und Datum versehen, damit man sich später sowohl inhaltlich als auch zeitlich besser zurecht findet.
> - Zeichnungen groß genug anlegen, damit sie gut beschriftet werden können.
> - Wichtiges wird unterstrichen oder besser noch farbig markiert.
>
> Falsches durchstreichen. Nicht einklammern, das verwirrt.

2.2.9 Praxisordner führen

Theoretischer Lernstoff

Den theoretischen Stoff sollten Sie nach Lernfeldern ordnen, wenn der Unterricht wie in der Altenpflege nach Lernfeldern strukturiert ist. Das ist deshalb notwendig, weil Sie entsprechend den Lernfeldinhalten geprüft werden. Sie müssen dann wissen, welche Inhalte zu welcher Prüfung gehören.

Praxisordner

Die Ordner für den Nachweis Ihrer praktischen Ausbildung legen Sie so an, wie es Ihnen von der Schule vorgegeben wird. Die Formulare, z. B. für Zeugnisse oder Stundenabrechnungen, erhalten Sie von der Schule. In der Regel gehören in einen Praxisordner:

- Tages- oder Wochenberichte
- Ihre Arbeitsstundennachweise
- Beurteilungen
- Protokolle von Anleitungssituationen und Gesprächen
- Überblick, wann Sie wo eingesetzt waren und wer Ihr Praxisanleiter war (meist besitzt die Schule hierfür Vordrucke)
- Praxisbegleitbogen oder Praxisbegleitheft. In den Bogen oder im Heft sind alle Tätigkeiten aufge-führt, die Sie im Laufe Ihrer Ausbildung erlernen sol-len. Damit die Schule einen Überblick über Ihren Aus-bildungsstand hat, tragen Sie hier ein, welche Arbeiten Sie gesehen, unter Anleitung selbst oder selbständig aus-geführt haben.

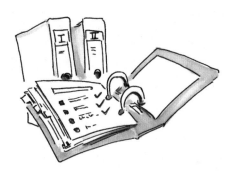

Sollten keine Vorgaben zur Sor-tierung in Ihrer Einrichtung bestehen, haben wir ein Vorschlag (▶ Über-sicht).

Struktur eines Praxisordners

- Deckblatt mit Ihrer Adresse und einem Passbild
- Liste mit den Einsatzorten und jeweiligem Praxisanleiter
- Registerblatt für jede einzelne Praxisphase mit Beschriftung: Wo, von wann bis wann
- Jedes einzelne Registerfach gleich sortieren:
  - Beurteilung
  - Anleitungs- und Gesprächsprotokolle
  - Stundennachweis
  - Tages- oder Wochenberichte
  - Praxisauftrag
  - Sonstiges

Achten Sie darauf, dass jedes Blatt mit Ihrem Namen, Datum und Praxisort beschriftet ist und alle Blätter, bei denen es notwendig ist, von der Praxisstelle unterschrieben und abgestempelt sind.

In der Regel müssen Sie Ihren Ordner am Beginn jedes Theorieblocks in der Schule abgeben. Sie erhalten auch eine Note für das Führen des Ordners. Denken Sie daran, Ihre Unterlagen immer rechtzeitig in der Praxisstelle abzugeben, damit die Pflegekräfte noch ein paar Tage Zeit haben, das Zeugnis zu schreiben und Ihre Berichte zu lesen. Manche Pflegekraft reagiert unwillig, wenn der Schüler auf den »letzten Drücker« kommt, und erwartet wird, dass sie jetzt umgehend das Zeugnis schreibt. Reichen Sie Ihre Unterlagen also rechtzeitig, d. h. mit ausreichendem Zeitpuffer ein.

2.2.10   Umgang mit Büchern und Bibliotheken

> »Bücher haben viel Angenehmes für die, welche die richtigen aussuchen können, aber ohne Schweiß kein Preis.« (Michel Eyquem de Montaigne 1533–1592, franz. Philosoph)
> »Bildung kommt von Bildschirm und nicht von Buch, sonst hieße es ja Buchung.« (Dieter Hildebrandt, dt. Kabarettist)

Wissen veraltet unglaublich schnell. Dinge, die Sie heute lernen, sind morgen oft überholt. Als Pflegefachkraft haben Sie das Recht und die Pflicht, Ihr Wissen ständig zu aktualisieren und den neuesten Stand zu kennen und anzuwenden. Es ist wichtig, dass Sie bereits als Schüler damit beginnen. Hauptinformationsquellen sind Bibliotheken und natürlich auch das Internet. Bei letzterem müssen Sie genau prüfen, wer die Information ist Netz gestellt hat und wie kompetent diese Quelle ist. Schließlich kann jeder irgend etwas im Internet behaupten.

Die Erfahrung mit einer Bibliothek beschränkt sich für viele auf den Umgang mit der Gemeinde- oder Stadtteilbibliothek um die Ecke. Deshalb sollten Sie sich die Zeit nehmen, das Bibliotheksangebot in Ihrer Nähe zu erkunden.

Man unterscheidet grob in öffentliche und wissenschaftliche Bibliotheken. Beide sind Nutzern frei zugänglich. Der Unterschied besteht lediglich darin, dass das Angebot an wissenschaftlicher Literatur in öffentlichen Bibliotheken geringer ist. In wissenschaftlichen Bibliotheken hingegen ist – der Name verrät es bereits – wissenschaftliche Literatur mehrheitlich vertreten.

Die wissenschaftlichen Bibliotheken werden unterteilt in:

- Bibliotheken von nationaler (überregionaler Bedeutung)
- Landesbibliotheken und andere Regionalbibliotheken
- Universitäts- und Hochschulbibliotheken
- Spezialbibliotheken (Fachbibliotheken)

Öffentliche Bibliotheken stehen, wie erwähnt, allen Nutzern offen, auch wenn diese nicht ortsansässig sind. Wissenschaftliche Bibliotheken dienen zum Zwecke der beruflichen Arbeit sowie Fortbildung, und natürlich der Wissenschaft. Die Universitäts- und Hochschulbibliotheken sind auf den Bedarf von Lehre, Forschung und Studium ausgerichtet, aber auch andere Interessenten sind zugelassen. Spezialbibliotheken haben eine eingeschränkte Zulassung. Sie stehen meistens nur den Angehörigen der jeweiligen Institution zur Verfügung. In begründeten Fällen werden Ausnahmen gemacht.

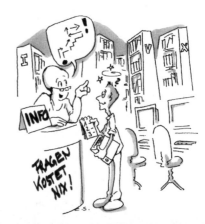

Für Sie als zukünftige Pflegekraft ist es wichtig herauszufinden, wo sich in Ihrer Stadt eine Bibliothek mit pflegerelevanter Literatur befindet. In Berlin beispielsweise werden Sie in der Zentral- und Landesbibliothek fündig. Pflegeliteratur finden Sie dort im Haus Berliner Stadtbibliothek, Breitestr. 36, 10178 Berlin; Literatur der Geistes- und Sozialwissenschaften im Haus der Amerika-Gedenkbibliothek, Blücherplatz 1, 10961 Berlin.

2.2.11 Praktische Übungen als Vorbereitung auf die Praxisphase

In der Pflege kommen Sie Menschen, die Sie nicht gut kennen, sehr nahe, sei es beim Transfer eines immobilen Patienten vom Bett in den Stuhl, bei der Körperpflege oder bei Einreibungen. Viele Pflegetechniken muss man zunächst lernen und üben, bevor man sie am Patienten durchführen kann. Es ist auch gut, Eigenerfahrungen zu machen, z. B. in der Mundpflege oder beim Essen eingeben, um die Situation der hilfsbedürftigen Menschen besser zu verstehen. Was bietet sich also besser an, als gegenseitig im Unterricht miteinander zu üben. Diese Überlegungen sind den meisten einsichtig. Trotzdem gibt es in jedem Kurs Teilnehmer, die an praktische Übungen mit Mitschülern nicht teilnehmen wollen. Sie haben entweder Hemmungen oder wollen mit bestimmten Mitschülern nichts zu tun haben. Ihre Weigerung und die daraus resultierende Diskussion kostet oft viel Zeit. Leidtragende sind die Übungswilligen.

✅ **Schülerklage:** *Ich möchte da nicht mitmachen! Beim Patienten oder Bewohner ist es etwas anderes. Für den, der es braucht, würde ich es natürlich tun. Hier finde ich es albern; in der Praxis verhalte ich mich sowieso ganz anders.*
Wir geben zu bedenken, dass der Klient kein Übungsobjekt ist, wenn es anders ginge. Außerdem bleibt man immer man selbst. Jeder hat ein bestimmtes Handlungsrepertoire und selbst die übertriebenste Darstellung hat noch einen kleinen, realistischen Kern. Es liegt doch letztlich an jedem Schüler selbst, in der Übung zu zeigen, wie er es machen würde. Dadurch kann er Rückmeldung von Mitschülern oder Lehrern bekommen, um seine Technik zu verbessern. Der Patient ist dazu selten in der Lage. Er ist zwar Empfänger und im besten Falle Nutznießer, aber kein Spezialist der Technik. Trotzdem liegt diesem Einwand eine richtige Empfindung zugrunde. Die klassische Rolle des Schülers beinhaltet nicht, dem anderen so nahe zu kommen,

die Rolle der Pflegekraft hingegen schon, deshalb fällt es dort leichter. Von einer Pflegekraft erwartet man eben, dass sie einen Patienten aus dem Bett hebt oder wäscht.

Wenn Sie Probleme mit gegenseitigen Übungen haben, versuchen Sie sich eine professionelle Haltung anzugewöhnen, das heißt jeden Menschen zu akzeptieren und im beruflichen Kontext (dazu zählt auch die Schule) mit ihm auszukommen. Was Sie privat tun und denken, bleibt davon unberührt. In dieser Ausbildung sind Sie kein »normaler Schüler«. Zu Ihrer Berufsausbildung gehört es, eine professionelle Art zu erlernen, um Menschen, die man nicht kennt oder nicht mag, sehr nah kommen zu können; das gilt eben auch bei Übungssituationen für Ihre Mitschüler.

> **Beispiel**
Es war einmal eine Krankenpflegeschule, in der die Lehrer beschlossen, dass die Schüler auch die Erfahrung des Gewaschenwerdens machen sollten. Da die Schüler im Wohnheim des Krankenhauses wohnten, war es kein Problem, Zweiergruppen zu bilden und sich gegenseitig nur mit einer Unterhose bekleidet auf den Zimmern zu waschen. Bei der Nachbesprechung kam heraus, dass alle Schüler sich am Morgen gründlichst geduscht hatten, damit »auch ja nichts riecht«. So peinlich kann Gewaschenwerden sein.

2.3 Der erste Praxiseinsatz

Für einige von Ihnen wird es wirklich der erste Kontakt mit der Praxis sein. Trotz aller Bemühungen, die Theorie der Praxis anzupassen, verbleibt immer ein Unterschied, einfach deshalb, weil Menschen und Situationen individuell verschieden sind. Die Pflegehandlungen müssen der Situation angepasst werden. Nicht zuletzt hat jede langjährige Pflegekraft ihren eigenen Stil entwickelt. In der Theorie

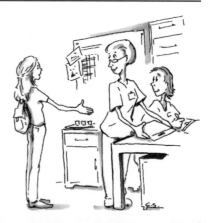

lernen Sie exemplarisch. Es können daher nicht alle Praxisvarianten im Unterricht durchgesprochen werden. Was Sie also frisch im ersten Theorieblock gelernt haben, werden Sie nicht genauso in der Praxis wiederfinden. Aber die Prinzipien sollten schon übereinstimmen.

✔ **Schülerklage:** *In der Praxis ist alles ganz anders.*
Die Praxis erfordert viele Varianten. In der Schule haben Sie exemplarisch eine gelernt. Es ist jetzt Ihre Aufgabe, viele Varianten kennen und **beurteilen** zu lernen, um für jede Situation gerüstet zu sein. Die Kunst der Pflege besteht darin, für individuelle Pflegeprobleme individuelle Lösungen zu finden.
Ein Beispiel: Ob Sie erst Brust oder Rücken eines Patienten waschen, hängt von der Situation ab, z. B. bei einem Patienten mit starken Schmerzen, der auf der Seite liegt, ist es besser, erst den Rücken zu waschen, damit er sich nicht so oft drehen muss. Es gibt keine Situation, in der Sie bei der Intimpflege keine Handschuhe tragen müssen, denn Sie gefährden sich, weil Sie mit Sekret und Ausscheidungen in Berührung kommen.

Bei jeder neuen Praxisstelle sollten Sie sich persönlich vorstellen. Dies ist nötig, um z. B. den Dienstplan abzusprechen, aber auch um schlicht daran zu erinnern, dass Sie bald dort anfangen werden. Daneben hat es den Vorteil, dass Sie den Weg kennen lernen und Sie wissen dann, wie lang Ihre Fahrzeit beträgt. Außerdem lernen Sie gleich Ihren Ansprechpartner kennen. Das macht es leichter, am ersten Tag pünktlich zu sein. Wenn Sie in der Praxisstelle bereits bekannt sind, reicht evtl. auch ein Telefonat.

Checkliste: Welche Fragen bei einer Erstvorstellung geklärt werden sollten
- Wann und wo sollen Sie sich am ersten Arbeitstag einfinden?
- Wer ist Ihr Ansprechpartner?
- Welche Dienstkleidung sollen Sie tragen?
  - Auf psychiatrischen Stationen wird oft Alltagskleidung getragen, auf manchen Kinderstationen und in manchen Altenheimen auch.
  - Im Krankenhaus gibt es einheitliche Dienstkleidung, diese kann gestellt werden oder Sie müssen sie sich selbst anschaffen (fragen Sie nach, wie die Kleidung aussehen sollte, z. B. weiß oder hellblau).

> – Für Intensivstation und OP gibt es besondere Kleidung, die nur dort getragen werden darf (blau, grün).
> ▪ Wo können Sie sich umziehen?
> ▪ Gibt es einen Schrank oder ein Fach, wo Sie während der Dienstzeit Ihre Wertsachen wegschließen können?

Im ersten Praxiseinsatz sollten Sie sich auf die so genannte »Grundpflege« konzentrieren, d. h. Ihr vorrangiges Betätigungsfeld sind die Körperpflege, die Nahrungsdarreichung und die Hilfe bei Ausscheidungen. Daneben sollten Sie sich mit dem Betrieb vertraut machen (dies ist oft auch der erste Praxisauftrag von der Schule):

▬ Wer ist wer und was haben die Patienten/Bewohner für Pflegeprobleme?
▬ Was gibt es alles in Ihrer Einrichtung, wie ist sie aufgebaut?

2.3.1 Organisatorisches in der Praxis

Kleidung

Es gibt verschiedene Varianten der Dienstkleidung. Einige Häuser haben eigene Schutzkleidung für alle Angestellten. Diese wird vom Haus erworben und dem Mitarbeiter geliehen. Meist wird sie auch von der Einrichtung gewaschen.

Einige Organisationen verlangen von ihren Mitarbeitern, dass sie sich die Dienstkleidung selbst kaufen. Dazu gibt es dann Vorgaben, z. B. weißer oder blauer Kasack und weiße Hose. Manchmal gibt es auch bei der Einstellung einen einmaligen Kleiderzuschuss von der Firma.

Sie sollten für jeden Wochentag ein Oberteil und 3 Hosen haben, damit Sie für die Dienstwoche ausreichend versorgt sind. Müssen Sie Ihre Dienstkleidung selbst waschen, sollten Sie dies in einem Extrawaschgang tun; nicht mit Ihrer anderen Wäsche zusammen waschen.

Die Schuhe sollten rutschfeste Sohlen haben, vorne geschlossen sein und hinten zumindest einen Riemen haben (Vorschrift des Unfallschutzes).

┌─ **Praxistipp** ─────────────────────────────
Investieren Sie bei Schuhen in ein gutes Fußbett, denn Sie sind den ganzen Tag auf den Beinen.

Reglementierungen für Ihr sonstiges Aussehen variieren von Haus zu Haus. Aus **hygienischen Gründen** müssen Sie in jedem Fall folgende Regeln einhalten:

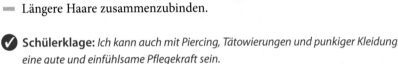

- Die Nägel kurz halten, künstliche Nägel oder Nagellack sind nicht gestattet.
- Ringe und Uhren abnehmen.
- So vorhanden, Piercing aus dem Gesichtsbereich entfernen.
- Längere Haare zusammenzubinden.

✅ **Schülerklage:** *Ich kann auch mit Piercing, Tätowierungen und punkiger Kleidung eine gute und einfühlsame Pflegekraft sein.*
Hier geht es nicht um die willkürliche Einschränkung Ihrer persönlichen Freiheiten. Sie ergreifen einen Beruf, in dem **jeder** Hilfsbedürftige unabhängig von seinen Einstellungen und Vorurteilen, einen vertrauenserweckenden Ansprechpartner erwarten darf. Es sollen der Vertrauensbildung möglichst wenige Hürden im Wege stehen. Krankheit und Leid sind der falsche Zeitpunkt für Erziehungsmaßnahmen und den Abbau von Vorurteilen. Deshalb sollte Ihr äußeres Erscheinungsbild ansprechend und natürlich sauber und gepflegt sein.

Dienstplan und Pausen

Erkundigen Sie sich über Ihre Dienstzeiten und wann Sie genau umgezogen und fertig zum Dienst in Ihrem Arbeitsbereich erscheinen sollen. In einigen Häusern müssen Sie z. B. um 6 Uhr die Pforte der Einrichtung durchschritten haben. In anderen müssen Sie z. B. um 6:08 Uhr fertig umgezogen auf der Station sein.

Ihnen steht in 8 Stunden eine ungestörte Pause von 30 Minuten zu. Die Pausen sind nicht Teil des Dienstes, d. h. wenn Sie 8 Stunden Dienstzeit haben und 30 Minuten Pause müssen Sie insgesamt 8,5 Stunden anwesend sein. Das »Ungestörte« lässt sich nicht immer verwirklichen, weil die Patienten auch in Ihrer Pause dringende Bedürfnisse haben und das Telefon häufig klingelt. In einigen Einrichtungen macht das Personal deshalb in zwei Schichten Pause, d. h. einer bleibt zunächst draußen, um zum Patienten oder zum Telefon zu gehen, damit die anderen ungestört sind. Wenn die anderen ihre Arbeit fortsetzen, macht er Pause.

Wenn Sie noch nicht volljährig sind, gelten für Sie Regeln des Jugendschutzgesetzes (▶ Übersicht).

Arbeitszeiten nach dem Jugendschutzgesetz

- Arbeitszeit: höchstens 8 Stunden täglich (40 Stunden wöchentlich). Zeitverkürzung an einem Tag, kann durch Zeitverlängerung an anderen Tagen ausgeglichen werden – bis 8,5 Stunden pro Tag
- 5-Tage-Woche
- Keine Arbeit zwischen 20 und 6 Uhr, d. h. kein regulärer Spät- und Nachtdienst, nur Zwischendienst
- Mindestens 12 Stunden Ruhe zwischen Arbeitsende und Arbeitsbeginn
- Pausen: Pro Arbeit über 6 Stunden soll eine Pause von 60 Minuten gegeben werden. Bei 8 Stunden Arbeit müssen Sie also mindestens 9 Stunden anwesend sein.
- In Krankenhäusern und Altenpflegeheimen ist Wochenendarbeit erlaubt, aber ein Ausgleich muss erfolgen und mindestens jedes 2. Wochenende im Monat soll frei sein.
- Keine gefährlichen Arbeiten, z. B. kein Umgang mit Strahlungen oder Gefahrenstoffen.

Der Dienstplan wird meist 6–8 Wochen im Voraus geschrieben. Fast alle Stationen haben ein so genanntes Wunschbuch, in das die Mitarbeiter Termine eintragen, an denen sie gern frei hätten. Soweit es möglich ist, werden die Wünsche beim Dienstplanschreiben berücksichtigt. Wenn Sie tauschen wollen, denken Sie daran, dass Sie noch keine vollwertige Pflegekraft sind und nicht mit jedem einfach tauschen können.

Hygieneplan

In jeder Einrichtung muss es einen Hygieneplan geben. Dieser muss in jeder Station oder Wohneinheit aushängen. Auch in der Hauskrankenpflege gibt es einen Hygieneplan, der in der Leitstelle aushängen muss. Schauen Sie sich diesen Plan genau an, denn hier ist beschrieben, wann und womit Sie sich die Hände desinfizieren bzw. waschen müssen und womit Sie Flächen und Geräte zu desinfizieren haben.

 Wichtig

Sie müssen sich unbedingt an die Vorgaben des Hygieneplans halten!

Pflegestandards

In der Regel haben Einrichtungen einen Ordner mit so genannten »Pflegestandards«. Hier finden Sie Beschreibungen, wie Pflegetätigkeiten auszuführen sind. Sie müssen sich auch diesen Ordner unbedingt ansehen. Diese Vorgaben sind für **alle** bindend, die in dieser Einrichtung arbeiten. Sollten Sie Differenzen zwischen dem was Sie in der Schule lernen und den Vorgaben in den Standards feststellen, sprechen Sie Ihre Praxisanleitung darauf an.

Handzeichenliste

Jede Tätigkeit, die Sie am Patienten ausführen, muss von der handelnden Pflegekraft in einem Durchführungsnachweis mit einem Handzeichen abgezeichnet werden. Das gilt auch für die Gabe von Medikamenten und Infusionen. In jedem Fall muss nachvollziehbar sein, wer was wann am Patienten oder am Bewohner getan hat.

Um auch später noch zu wissen, welche Namen sich hinter den Handzeichen verbergen, muss jede Einrichtung Handzeichenlisten führen. Für Sie heißt das, dass Sie sich immer wenn Sie neu in einem Arbeitsbereich sind in die dortige Handzeichenliste eintragen müssen.

Wie melde ich mich am Telefon?

Wenn das Telefon klingelt, sollten Sie nicht warten, bis eine Pflegekraft kommt, sondern selbst den Hörer abnehmen, auch wenn Sie am Anfang meistens doch jemanden holen müssen, um den Anrufer zufriedenzustellen. Überlegen Sie sich vorher, wie Sie sich melden. Hören Sie zu, wie die anderen Mitarbeiter sich melden. Üblich ist Folgendes:

━ Name der Institution und der Station bzw. des Wohnbereiches, z. B. Marienkrankenhaus Station 4 oder Wohnbereich »Vergissmeinnicht«
  – Wenn Sie am Telefon erkennen können, ob es sich um einen externen oder internen Anruf handelt, brauchen Sie sich bei betriebsinternen Anrufen natürlich nur mit dem Namen der Station zu melden.
━ Ihr Name, entweder Nachname oder, wenn es im Haus üblich ist, mit Ihrem Vornamen.
━ Ihre Funktion, also Pflegeschüler, z. B. Schülerin Andrea
━ Dann erst folgt die Begrüßung

Merken Sie sich sowohl das Anliegen des Anrufers als auch dessen Namen und geben Sie das Telefonat samt Informationen der entsprechenden Pflegekraft (oder auch dem entsprechenden Arzt) weiter.

Praxisberichte schreiben und ein Notizbuch für die Praxis anlegen

Die Praxisberichte werden von vielen Schülern zu Unrecht als lästig empfunden. Besonders wenn immer wieder das augenscheinlich Gleiche geschrieben werden muss. Deshalb gestalten Sie diese Berichte für sich selbst und auch für den Leser bzw. den Lehrer interessant. Schreiben Sie keine Listen wie Klienten gewaschen, Essen gereicht, mobilisiert usw., sondern wählen Sie sich für Ihre Berichte immer ein spezielles Thema aus, auf das Sie näher eingehen. Das kann eine Beobachtung oder eine spezielle Erfahrung sein, die Sie gemacht haben. Der Praxisbericht dient Ihrer Reflexion und soll Ihnen dabei helfen, Ihre Erfahrungen zu verarbeiten. Indem Sie über besondere Ereignisse nachdenken, erinnern Sie sich an bestimmte Situationen. Dies führt dazu, dass in Ihrem Gehirn tiefere Gedächtnisspuren gelegt werden. Sie können sich dann später an diese Situation leichter erinnern und alte Erfahrungen mit neuen vergleichen.

Denken Sie daran: Wenn Sie den Bericht nur »runterschreiben«, verpassen Sie eine wichtige Lernchance, die dazu dient, Theorie und Praxis miteinander zu verknüpfen und Ihre Erfahrungen zu mehren; eigentlich genau das, was Schüler sich immer wünschen. Der Lehrer und der Praxisanleiter können anhand des Praxisberichts außerdem erkennen, ob Sie etwas dazugelernt haben, und – wenn nötig – etwas falsch Verstandenes korrigieren.

2

Mögliche Themen für Praxisberichte

- **Krankenbeobachtung** mit Erklärung des Gesehenen bzw. Erfahrenen und welche pflegerischen Konsequenzen sich daraus ergeben, z. B.:
  - Bei der Grundpflege: Auffälligkeiten bei Haut, Mund, Nägeln und Haaren, besondere Mund- und Hautpflege, besondere Hilfen beim Duschen und Baden usw.
  - Beim Essen: besondere Essgewohnheiten, Schluckprobleme, Esshilfen, Sondenernährung usw.
  - Bei der Ausscheidung: (Miss-) Erfolge beim Toilettentraining, besonderes Aussehen von Ausscheidungen, Umgang mit Kathetern, spezielle Ausscheidungshilfen oder Inkontinenzmaterialen usw.
  - Bei der Atmung: Auffälligkeiten bei der Atmung, besondere Atemhilfen oder -übungen
  - Bei Blutdruck und Puls: Unterschiede oder Auffälligkeiten wie arrhythmischer Puls, Pulsqualitäten oder Blutdruckveränderungen usw.
- Einzelne **Krankheiten** mit Beschreibung der von Ihnen beobachteten Symptome und den sich daraus ergebenden besonderen pflegerischen Anforderungen.
- Einzelne **Medikamente** mit Beschreibung besonderer pflegerischer Anforderungen, die sich aus der Wirkung oder aus Nebenwirkungen ergeben. Aber auch Besonderheiten bei der Verabreichung oder Aufbewahrung können beschrieben werden.
- Probleme oder Erfolge bei der **Kommunikation**
  - Sprachstörungen und der pflegerische Umgang damit.
  - Wenn Sie einen besonderen Zugang zu einem Klienten gefunden haben, der vorher vielleicht kaum mit Ihnen kommuniziert hat.
  - Gelungene oder misslungene Kommunikation mit psychisch gestörten oder dementen Klienten.
  - Schwierige Gesprächssituationen, z. B. im Zusammenhang mit Trauer oder Konflikten.
  - Spezielle Kommunikationshilfen und der Umgang damit.
- Begleitung oder Betreuung von Klienten in **besonderen Situationen**, z. B. bei Untersuchungen oder Operationen.
- Besondere **hygienische Vorkehrungen**, z. B. bei bestimmten Keimen.
- Besonderheiten in der **Dokumentation** oder **Pflegeorganisation**, die Ihnen aufgefallen sind.

Da Sie besonders am Ausbildungsanfang mit vielen unbekannten Dingen und Begriffen konfrontiert werden, empfehlen wir Ihnen ein Praxisheft. Kaufen Sie sich ein DIN-A6-Heft mit zwei Spalten, das in Ihre Kitteltasche passt. Ähnlich wie in einem Vokabelheft tragen Sie in die linke Spalte das unbekannte Wort oder den unbekannten Gegenstand ein und in die rechte Spalte die entsprechende Erklärung. Zur besseren Orientierung eignen sich Hefte mit einem alphabetischen Register. Für die Erklärungen können Sie entweder Pflegekräfte oder Ärzte fragen. Sie können auch selbst nachschlagen oder in den Theoriephasen in der Schule nachfragen.

2.4 Praxisanleitung und Praxisbegleitung

Die praktische Ausbildung erfolgt in Einrichtungen des Gesundheitswesens wie Krankenhäusern, Heimen, ambulanten Pflegediensten u. a. Einrichtungen, die ausbilden, müssen einen Praxisanleiter stellen; dieser ist Bindeglied zwischen Schule und Praxisstelle. Die jeweilige Kursleitung und der Praxisanleiter arbeiten eng zusammen.

Praxisanleiter haben eine abgeschlossene 3-jährige Pflegeausbildung (Gesundheits- und Krankenpflege bzw. Kinderkrankenpflege oder Altenpflege). Sie müssen in der Regel mindestens 2 Jahre Berufserfahrung nachweisen sowie eine berufspädagogische Weiterbildung von ca. 200 Stunden (berufsbegleitende Kurse).

Der Praxisanleiter (früher: Mentor) soll Begleiter und Ratgeber für das Lernen vor Ort sein. Er erklärt, leitet spezielle Pflegesituationen an und bewertet die praktische Leistung des Schülers.

Der Praxisanleiter trägt die Verantwortung für die Anleitung der Schüler, kann und muss aber Teilaufträge an Kollegen oder an das Team abgeben, da er aufgrund der eigenen Schichttätigkeit nicht immer anwesend sein kann. Häufig kämpfen Praxisanleiter noch mit eingeschränkten Rahmenbedingungen finanzieller und räumlicher Art und können die Lehr- und Lernmöglichkeiten für ihre Schüler nur begrenzt umsetzen.

Die deutsche Krankenhausgesellschaft (DKG) empfiehlt, dass eine Anleitungszeit von durchschnittlich 10% der Anwesenheitszeit des Schülers von einem Ausbildungsbetrieb gewährleistet werden sollte; das sind etwa 3 Stunden pro Woche.

Die Praxisbegleitung hingegen wird von den Lehrkräften der Schule wahrgenommen, oft durch die Kursleitung für ihre Klasse. Sie hält den Kontakt zur Praxisstelle und versucht, Theorie und Praxis zu koordinieren. Die Praxisbegleitung kennt die Einsatzstelle und führt regelmäßige Gespräche mit Praxisanleiter, Pflegedienstleitung und Schüler. In manchen Einrichtungen gibt sie auch Schülern und interessiertem Personal fachpraktischen Unterricht; dies kann z. B. in Form von Fallbesprechungen ablaufen.

Die DKG empfiehlt 2–3 Praxisbesuche pro Jahr à 2–3 Stunden (0,5 Stunden pro Schüler und Ausbildungsjahr). Die Praxisbegleitung wird aber bemüht sein, jeden Schüler an seinem Einsatzort mindestens einmal zu besuchen. Das gilt auch für die Außeneinsätze.

2.4.1 Vorgespräch

Im ersten Block informiert Sie Ihre Berufsfachschule, auf welche Weise Sie Ihren Praxisbegleithefter führen bzw. gestalten können. Dies ist von Schule zu Schule sicher unterschiedlich. In jedem Fall enthält Ihr Hefter aber Formulare für Tages- bzw. Wochenberichte, die während der gesamten Ausbildung in den Praxisphasen zu führen sind. Außerdem erhalten Sie für jeden praktischen Einsatz einen Lernauftrag von Ihrer Kursleitung oder einem zuständigen Fachdozenten.

Werden Sie aktiv und bitten Sie selbst Ihre Praxisanleitung um ein Vorgespräch für den anstehenden praktischen Block. In diesem Gespräch geht es um konkrete Ziele, die Sie umsetzen wollen. Nutzen Sie dazu den Praxisauftrag. Dieser gibt Ihrer Anleitung Auskunft, welche Themen Sie gerade in der Theorie besprochen haben und nun praktisch umsetzen wollen. Sollten Sie Ihre Anleitung nicht erreichen können (Urlaub, gegensätzlicher Dienstplan), bitten Sie die Stationsleitung bzw. Wohnbereichsleitung um Hilfe.

Geben Sie den Praxisbegleithefter rechtzeitig ab. Begehen Sie nicht den Fehler, quasi in der letzten Woche der Praxisanleitung kommentarlos den Hefter zukommen zu lassen. Dadurch wird nicht nur Zeit für Lernsituationen verschenkt, es ist auch unhöflich. Als Folge wird der Hefter zu spät durchgesehen und abgezeichnet, Sie können Ihre Unterlagen nicht pünktlich in der Schule vorlegen und erhalten möglicherweise eine schlechte Zensur, obgleich Sie eigentlich gute praktische Arbeit geleistet haben.

2.4.2 Zwischen- und Auswertungsgespräche

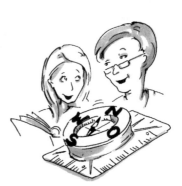

> »Kritik des Herzens: Die Selbstkritik hat viel für sich / gesetzt den Fall / ich tadle mich / so hab'ich erstens den Gewinn / dass ich so hübsch bescheiden bin / Zum zweiten denken sich die Leut' / der Mann ist lauter Redlichkeit / auch schnapp ich drittens diesen Bissen / vorweg den andern Kritiküssen / und viertens hoffe ich zudem / auf Widerspruch, der mir genehm / So kommt es denn zuletzt heraus / dass ich ein ganz famoses Haus.« (Wilhelm Busch 1832–1908 dt. Dichter und Zeichner)

Umfasst die Praxisphase einen mehrwöchigen Zeitraum, sollten Sie um ein Zwischengespräch bitten. Dadurch erhalten Sie eine Rückmeldung über Ihre bisherigen Leistungen. Auch können gegebenenfalls aufgetretene fachliche Probleme thematisiert und gemeinsam mit Ihrem Anleiter gelöst werden.

Auf jeden Fall findet nach jeder Praxisphase ein Auswertungsgespräch statt. Ihre Praxisanleitung wird Sie sicherlich als erstes nach Ihrer Einschätzung befragen. Günstig ist es, Sie machen sich bereits vor diesem Gespräch Gedanken, was Sie konkret besprechen möchten.

Ein Leitfaden, um Ihre Gedanken zu sammeln, wäre beispielsweise:

- Was haben Sie neu gelernt?
- Was fiel Ihnen in diesem Praxisblock schwer?
- Wo fühlen Sie sich bereits sicher?
- Was hat sich verbessert?
- Wo genau brauchen Sie noch vermehrte Anleitung/Unterstützung?

Versuchen Sie, Pauschalurteile zu vermeiden – dazu gehören Aussagen wie: »Ich fand alles toll hier.« oder »Es gibt nichts, über dass ich sprechen müsste.« Als Anfänger ist es ganz natürlich, dass viele Dinge für Sie neu sind, Sie häufig nachfragen müssen und sich unsicher fühlen.

Das Abschlussgespräch dient der persönlichen Standortbestimmung. Wenn Sie der Meinung sind, bestimmte Situationen bereits gut gemeistert zu haben, können Sie dies auch kundtun. Manche Schüler neigen dazu – siehe das kleine Gedicht von Wilhelm Busch – sich selbst zu hart zu beurteilen, in der Hoffnung, dann ein besonders positives Feedback zu erhalten. Dies wirkt wie ein »fishing for compliments« und kommt selten gut an.

Hören Sie sich am besten die Rückmeldung genau an, die Ihnen Ihr Praxisanleiter gibt. Häufig können Wahrnehmungen ganz unterschiedlich sein. Sie werden vielleicht für Dinge gelobt, die Sie für selbstverständlich gehalten haben, oder Sie erhalten Kritik für eine Tätigkeit, in der Sie sich bereits sicher wähnten. Lassen Sie Ihren Anleiter aussprechen und fangen Sie nicht sofort an »dagegenzuhalten«, auch wenn Sie der Meinung sind, dass die Einschätzung nicht zutreffend ist. Versuchen Sie zu verstehen, wie es dazu gekommen ist, und bitten Sie im Zweifelsfalle um ein Gespräch im Beisein Ihrer Kursleitung.

2.4.3 Was darf ich und was darf ich nicht?

Sie sind Anfänger und können noch nicht die volle Verantwortung übernehmen, auch wenn Sie bereits Vorerfahrungen haben sollten. Die Regel lautet: Erst sollten Sie einen Stoff in der Schule besprochen haben, dann können Sie die Ausführung in der Praxis üben; also auch erst Subkutaninjektionen wie Insulingaben ausführen, wenn Sie Injektionen im Unterricht hatten. Viele Pflegefachkräfte meinen Ihnen einen Gefallen zu tun, wenn sie Sie z. B. Injektionen schon sehr früh machen lassen. Solange die Pflegekraft daneben steht und die Verantwortung übernimmt, ist dagegen nicht unbedingt etwas einzuwenden. Aber vom Alleingang raten wir Ihnen dringend ab.

❶ Wichtig
Die Medikamentengabe ist nicht ungefährlich, solange Sie nicht wissen, was Sie dem Patienten geben. Wenn Sie also Medikamente verabreichen (sollen), kontrollieren Sie, ob die richtigen Medikamente im Schälchen sind, und prüfen Sie genau, was Sie da geben und wann es zu verabreichen ist, z. B. vor oder nach dem Essen.

Die Autorinnen empfehlen die Medikamentengabe frühestens im zweiten Jahr.

Leider lässt sich dieses Prinzip in der Praxis nicht immer zu hundert Prozent umsetzen. Es gibt Situationen, die selten auftreten, z. B. eine pflegerische Versorgung bei seltenen Krankheitsbildern. Diese Möglichkeit sollten Sie unbedingt nutzen, um Erfahrungen zu sammeln. In diesen Fällen wird Sie eine gute Pflegekraft mit der Sache, Ihren Fähigkeiten entsprechend, vertraut machen, unabhängig von Ihrem jeweiligen Ausbildungsstand. Vielleicht sehen Sie in Ihrer ganzen weiteren Ausbildung keinen solchen Fall mehr.

Die Einrichtung ist für die praktische Ausbildung verantwortlich. Federführend ist Ihr Praxisanleiter, aber die letzte Verantwortung trägt die Pflegedienstleitung. Sie müssen sich an Vorgaben der Praxisstelle halten, auch wenn manche Pflegehandlung dem in der Schule Gelernten widersprechen mag. Sie können natürlich immer nachfragen und um Erklärung bitten.

Für die praktische Ausführung von Pflege ist nicht das in der Schule Gelernte richtungsweisend, sondern die in der Einrichtung geltenden Pflegerichtlinien (s. oben). Schauen Sie sich diese Vorgaben genau an und fragen Sie bei Ihnen unverständlichen Vorgaben in der Einrichtung nach.

❶ Wichtig
Anweisungen von Ärzten müssen Sie Folge leisten. Fragen Sie jedoch im Zweifelsfalle immer noch einmal nach!

Wenn Sie sich eine Tätigkeit, die Sie bereits in Theorie und Praxis hatten, trotzdem nicht zutrauen, weil sich z. B. der Patient in einer besonderen Situation befindet, die Sie noch nicht einschätzen können, dann haben Sie das Recht, diese Tätigkeit nicht auszuführen. Ein solches Verhalten zeugt eher von Pflichtbewusstsein als von Feigheit.

Du oder Sie – Was ist wann angemessen?

Auf einer neuen Station sollten Sie sich allen Mitarbeitern kurz mit Namen und Funktion vorstellen. Von besonderem Interesse für Ihre Kollegen wird sein, wie viel Vorerfahrungen Sie bereits haben und wie weit Sie in Ihrer Ausbildung sind.

Auf den meisten Stationen duzen sich die Schwestern und Pfleger. Die Ärzte werden in der Regel gesiezt. Ausnahme bilden langjährig, gemeinsam tätige Teams. In jedem Fall sollte Ihnen das ‚Du' angeboten werden, sonst bleiben Sie besser beim ‚Sie'.

Patienten werden generell gesiezt. Nur in der Psychiatrie gibt es Ausnahmen. Doch auch hier gilt: Ihnen, als Neuling, sollte das Du ausdrücklich angeboten werden.

Einen Fehler gemacht

Fehler können jedem passieren. Entscheidend ist, dass sofort die richtigen Maßnahmen eingeleitet werden, die den Fehler wieder ausgleichen. Dazu müssen Sie unbedingt Ihren Fehler einer Pflegefachkraft mitteilen.

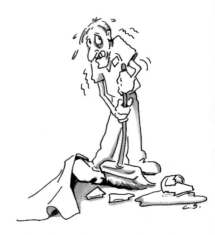

❗ Wichtig

Auf keinen Fall sollten Sie versuchen, einen Ihnen unterlaufenen Fehler zu vertuschen.

Natürlich ist niemand erfreut über Fehler. Manche Pflegekraft wird sogar unwirsch reagieren. Das sollte Sie trotzdem nicht daran hindern. Machen Sie es nicht schlimmer als es tatsächlich ist, indem Sie sich endlos rechtfertigen oder anderen oder den Umständen die Schuld geben. Bleiben Sie hart an den Fakten. Gestehen Sie den Fehler ein, entschuldigen Sie sich ohne größere Umschweife. Wenn es angebracht ist, entschuldigen Sie sich auch beim Patienten. Man wird Nachsicht mit Ihnen haben, denn jeder weiß, dass Schüler noch lernen müssen.

Prägung durch den ersten Praxiseinsatzort

Die erste Praxisstelle oder Arbeitsstelle, in der Sie pflegerisch gearbeitet haben, hat eine besondere Bedeutung. Sie sind hier in einer bestimmten Art und Weise »erzogen« bzw. sozialisiert worden. Diese erste Ausrichtung wird zum Maßstab für weitere Arbeitsorte.

Menschen verhalten sich im Allgemeinen so, dass neue, erste Erfahrungen besonders im Gedächtnis haften bleiben. Als Sie pflegerisch noch gar keine Ahnung hatten, versuchten Sie sicher sich der neuen Situation bestmöglich anzupassen, um den Anforderungen gerecht zu werden. Verhaltensformen, die Sie hier gelernt haben (dazu gehören auch Pflegetechniken) und für die Sie Anerkennung bekamen, werden Sie nur schwer ablegen, auch wenn diese manchmal nicht ganz richtig sind. Immer wenn man in einem Bereich noch wenig Erfahrung hat, ist einem das Wenige, das man kann, besonders lieb. Man trennt sich ungern davon.

2.4 · Praxisanleitung und Praxisbegleitung

Auch zu den Personen der ersten Arbeitsstelle entwickelt man eine besondere Beziehung, weil sie mitgeholfen haben, sich in der unbekannten Situation zurechtzufinden. Nicht wenige Schüler halten über Jahre Kontakt zu Mitarbeitern ihrer ersten Praktikumsstelle.

Mit zunehmendem theoretischem Wissen sollten Sie aber Ihre schon vorhandenen Kenntnisse und Fähigkeiten unbedingt hinterfragen. Besprechen Sie Unstimmigkeiten zwischen Theorie und Praxis mit Ihrem Lehrer oder Praxisanleiter, damit sich nicht gleich zu Beginn falsche Dinge einschleichen. Und denken Sie daran, auch woanders kann es nett sein.

Der erste Tote

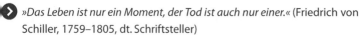

»Das Leben ist nur ein Moment, der Tod ist auch nur einer.« (Friedrich von Schiller, 1759–1805, dt. Schriftsteller)

»Alle Menschen müssen sterben«, meinte Boileau einst am Hofe Ludwigs XIV. Als der Sonnenkönig ihn darauf scharf ansah, korrigierte sich Boileau sofort: »Fast alle Menschen, Sire, fast alle!« (unbekannter Autor)

»Meine Tante antwortete mir neulich auf die Frage, ob sie Angst vor dem Tode habe: »Nein, nein – nur ein bißchen Reisefieber!« (Armin Mueller-Stahl, dt. Schauspieler)

Jeder erschrickt, wenn er erstmals einen toten Menschen sieht, obwohl, ganz sachlich betrachtet, die Angst sehr irrational ist. Denn ein toter Mensch tut niemandem mehr etwas – »die Lebenden müssen wir fürchten, nicht die Toten«. Wenn er aber wirklich noch leben sollte, ist dies eher ein Grund zur Freude. Viele jedoch werden an gruselige Geschichten von Zombies erinnert, die andere mit in den Tod reißen. Hier, in der Begegnung mit der eigenen Vergänglichkeit, hat die Angst wohl ihren Ursprung. In der Begegnung mit dem Toten wird unser Gefühl sehr stark angesprochen: Trauer um das vergangene Leben und die Menschen, die wir zurücklassen müssen. Angst vor einer Situation und einem Zustand, den wir nicht kennen und wohin uns niemand begleiten kann. Im Tod sehen sich die meisten Menschen allein gelassen, obwohl doch schon so viele Menschen gestorben sind und alle Lebewesen diese Erfahrung machen werden. Mancher sieht es so, dass er schon vor der Geburt in dieser anderen Welt war, in die er mit seinem Tod wieder zurückkehren wird. Mancher fühlt sich im Glauben an ein höheres Wesen und ein Leben nach dem Tod geborgen.

Der Tod ist natürlich. Blickt man um sich, begegnet man ihm überall. Die tote Fliege auf dem Fensterbrett, die vertrockneten Blüten im Garten oder die herabfallenden Blätter im Herbst, das Schnitzel auf dem Teller oder der Fisch in der Tiefkühltruhe.

Aber in unserer Kultur ist der Tod aus dem Alltagsleben verbannt worden. Man denkt nicht darüber nach, leidet nicht und man trauert auch nicht öffentlich, sondern im Stillen für sich. Es gibt heute keine allgemein akzeptierten Theorien, Handlungen oder Rituale mehr, die den Umgang mit dem Tod erleichtern können, wie es früher war. Es war z. B. Aufgabe des Pfarrers, den Sterbenden auf den Tod vorzubereiten und für sein Seelenheil zu beten. Die Hinterbliebenen mussten in einer bestimmten Form trauern, z. B. ein Jahr in Schwarz gehen, keine Musik im Haus u. a. Heute entscheidet dies jeder für sich, wie und ob er seiner Trauer Ausdruck geben möchte.

Weil es keine allgemein anerkannten Regeln gibt, können hier auch keine beschrieben werden. Jeder muss sein Verhältnis zu Sterben und Tod selbst klären. In der Regel gelingt dies aber gut, denn Pflegekräfte, die in Hospizen arbeiten oder auch auf onkologischen Stationen, wo Krebskranke betreut werden, sind zufrieden mit ihrer Arbeit und wechseln nicht öfter (eher weniger) die Stelle als andere Pflegekräfte. Befragungen zur Belastungen von Pflegenden ergaben, dass nicht der Umgang mit Sterben und Tod selbst so schwierig ist, sondern eher, dass man das Gefühl hat, zu wenig Zeit für den Sterbenden zu haben.

Praxistipp

Versuchen Sie den Tod als natürliche Wandlung aller Lebewesen zu betrachten. Der Tod ist nichts besonderes, sondern etwas Alltägliches, wovon alle Lebewesen betroffen sind.

- Sehen Sie in dem Toten den Menschen, der jetzt sein Leben vollendet hat.
- Behandeln Sie den Toten respektvoll und machen Sie ihn schön, für den Besuch der Angehörigen.
- Wenn Sie gläubig sind, beten Sie für den Toten.

Reden Sie mit dem Toten, wie Sie es vorher getan haben, während Sie die noch notwendigen Dinge an ihm verrichten. Das Reden verdrängt die unheimliche Stille und gibt einem mehr Sicherheit in der eigenen Handlung.

2.5 Wieder Theorie

2.5.1 Praxisreflexion

Am ersten oder zweiten Tag des Theorieblocks werden Sie Unterricht bei Ihrer Kursleitung haben und gemeinsam den letzten Praxiseinsatz besprechen. Sie sollten darauf vorbereitet sein und sich Unklarheiten und Unstimmigkeiten notiert haben. Jetzt ist der Zeitpunkt Theorie und Praxis miteinander abzugleichen.

Typische Themen für eine Praxisreflexion sind:

- Wie hat es Ihnen in der Einsatzstelle gefallen?
    - Welche allgemeinen Probleme gab es, persönliche Probleme sollten Sie mit der Kursleitung allein besprechen?
    - Welche Unterschiede gab es zwischen dem, was Sie bisher in der Schule gelernt haben, und dem, was Sie in der Praxis gesehen haben?
- Gab es neue Dinge, die Sie gesehen haben, die auch für Ihre Mitschüler von Interesse sind, z. B. neue Materialien oder eine seltene Erkrankung?
    - Bei neuen Materialien sollten Sie, wenn möglich, ein Muster mit in die Schule bringen.

2.5.2 Einen Vortrag vorbereiten und halten

Die meisten Schüler reagieren eher ängstlich auf die Vorstellung, allein vor der Klasse zu stehen und zu referieren. Wagen Sie den Sprung in das kalte Wasser (Sie kommen eh nicht daran vorbei) und melden Sie sich freiwillig mit einem Thema, welches Sie interessiert und über das Sie gerne anderen etwas mitteilen wollen. Sie sparen sich damit den ersten Schritt, nämlich langwierige Recherchen in Bibliotheken oder im Internet, selbstständiges Erschließen eines bisher fremden Gebietes.

Sie möchten natürlich eine gelungene Präsentation bieten, Ihr Vortrag soll verständlich, abwechslungsreich und interessant sein, eine Augenweide und ein Ohrenschmaus gleichermaßen. Dazu ist einiges an Vorarbeit nötig:

- Legen Sie sich eine Gliederung an (Einführung, Hauptteil, Schluss).
- Finden Sie einen zugkräftigen Titel für das Thema – Sie sichern sich damit die Aufmerksamkeit Ihrer Zuhörer bei der Eröffnung.

- Machen Sie vorher eine Generalprobe und stoppen Sie die Zeit – Sie sollten nicht länger als 15–20 Minuten lang reden.
- Mit welchen Medien wollen Sie arbeiten? Wandtafel, Overhead-Projektor, Beamer?
- Fertigen Sie für jeden Zuhörer ein Thesenpapier (Hand-out) an.

Ihr Vortrag gewinnt an Lebendigkeit, wenn Sie frei sprechen und Blickkontakt zu den Zuhörern halten. Dies gelingt natürlich nicht sofort beim ersten Mal. Sprechen Sie langsamer als gewöhnlich und artikulieren Sie deutlich. Schreiben Sie auf Ihrem Skript nach jedem Abschnitt den Vermerk »Hochsehen« bzw. »Blickkontakt«, damit Sie nicht vor lauter Aufregung den gesamten Vortrag monoton ablesen.

Sollte es Sie zu nervös machen, jemanden direkt anzuschauen, fixieren Sie einen Punkt an der gegenüberliegenden Wand, etwa in Kopfhöhe Ihrer Zuhörer. Von der Klasse aus gesehen, wirkt dies wie ein Blickkontakt.

Praxistipp

Zum Umgang mit dem Overhead-Projektor (auch Polylux genannt):

- Prüfen Sie, ob Sie die richtigen Folien haben, auf denen die Druckertinte nicht verwischt.
- Schreiben Sie nur Stichpunkte – Kernaussagen – auf die Folie.
- Verwenden Sie mindestens Schriftgröße 16 (besser 18 bis 23).
- Benutzen Sie keine Farben, sondern arbeiten Sie mit Unterstreichung bzw. Kursiv- und Fettdruck.

Verwenden Sie keine »verspielten« Schriftarten.

Probieren Sie unbedingt vorher aus, wo der Overhead-Projektor stehen muss, damit alle Schüler Ihre Präsentation sehen können. Sollten Sie sehr nervös sein, bitten Sie einen Mitschüler um Hilfe. Dieser kann für Sie die Folien auflegen bzw. beim Laptop weiterklicken.

Überprüfen Sie, ob eine Ersatzbirne im Overhead-Projektor vorhanden ist, um für alle Eventualitäten gewappnet zu sein. Sie wären nicht der Erste, der sehr schöne Folien vorbereitet hat und anschließend doch mit der Wandtafel arbeiten muss, weil das Gerät nicht funktionstüchtig ist. Ähnliches gilt natürlich auch, wenn Sie mit Laptop und Beamer arbeiten.

Überprüfen Sie stets vorher die technischen Gegebenheiten und halten Sie einen »Notfallplan« bereit!

Bereiten Sie immer ein Thesenpapier vor, das Sie vor Beginn Ihres Referates in der Klasse austeilen. Dieses muss mindestens folgende Angaben enthalten:

- Namen des Vortragenden
- Thema des Vortrages
- Kernaussagen des Vortrages

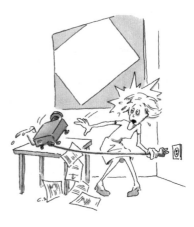

Ihr Thesenpapier sollte zwei Seiten nicht überschreiten. Es darf keine Informationen enthalten, die nicht im Vortrag vermittelt werden. Stellen Sie sich Ihr Thesenpapier als »Knochengerüst« vor. Ihre Aufgabe ist es, mittels Ihres Vortrages dieses Gerüst zu einem lebendigen Organismus werden zu lassen.

2.5.3 Sich auf eine schriftliche Arbeit vorbereiten

Klausuren und Tests – ein weiteres ungeliebtes Thema. Grundsätzlich gilt: Ein Test ist eine kleine schriftliche Leistungskontrolle, die weder angekündigt noch vorbereitet werden muss.

Ein Test ist also häufig eine überraschende Leistungskontrolle, mitunter sogar eine Sanktion, eine disziplinarische Maßnahme. (Sie erinnern sich bestimmt an Ihre Schulzeit: Der Lehrer steht bereits vor der Klasse, die Pause ist vorbei, die Klasse rumort fröhlich weiter, der Lehrer schlägt zurück: Alle Unterlagen vom Tisch! Nehmen Sie ein Blatt vor! Leistungskontrolle!) Ob dies nun didaktisch klug ist, sei dahin gestellt, die Wirkung tritt jedoch sofort ein: Es wird plötzlich sehr still.

❯ Beispiel

Es war einmal ein Lehrer, dem ging das ständige Gemaule seiner Schüler, ob jetzt eine Arbeit geschrieben wird oder nicht, furchtbar auf die Nerven, zumal das Erstellen und Korrigieren von Klausuren viel Arbeit macht. Deshalb bot er den Schüler an, keine Arbeiten mehr schreiben zu lassen und auch keine Noten mehr zu geben, sondern den Kurs nur mit »bestanden« und

»nicht bestanden« zu bewerten (das war in diesem Ausbildungsgang möglich). Die Schüler waren zunächst sehr zufrieden.

Aber ein paar Monate später kamen einige Schüler mit der Frage zu ihm, wie sie denn in ihren Leistungen stünden. Sie wüssten es gern genauer. Der Lehrer antwortete: »Wenn ich der Meinung bin, dass Sie den Kurs nicht bestehen, sage ich Ihnen rechtzeitig Bescheid.« Die Schüler waren mit der Antwort unzufrieden. Einige Wochen später forderte die Klasse den Lehrer auf, wieder Klausuren zu schreiben, um den eigenen Leistungsstand besser einschätzen zu können.

Ein Test kann jedoch auch mündlich sein.

> **Beispiel**
> Ich erinnere mich an meine eigene Ausbildung. Einer unserer Dozenten begann jede seiner Stunden mit einer mündlichen Leistungskontrolle. Es kamen mindestens drei Schüler dran. Wir wussten jedoch nie, wen es treffen würde. Unser Dozent verfügte durchaus über Entertainer-Qualitäten. Halblaut murmelnd fuhr er mit dem Finger die Anwesenheitsliste auf und ab, wir folgten seinen Bewegungen atemlos. Dann wurden die drei Namen mit lauter Stimme verlesen. Und nun dürfen Sie raten: Bei welchem Dozenten waren wir stets – wenigstens ansatzweise – vorbereitet?

Klausuren hingegen werden stets angesagt und vorbereitet. Im Gegensatz zur landläufigen Schülermeinung ist der Lehrer/der Dozent nicht daran interessiert, jemanden »hereinzulegen«. Im Gegenteil: Er möchte ebenfalls ein möglichst positives Ergebnis vorweisen können. Es ist für keine Lehrkraft erfreulich, wenn die Schüler gerade in ihrem Themengebiet versagen.

> ─ **Praxistipp** ────────────────
> Stellen Sie sich bitte vor, Sie säßen in einem Klassenraum und hätten die Aufgabenstellung vor sich liegen. Was tun Sie als Erstes? Sie lesen die gesamten Aufgaben durch. Lassen Sie sich nicht irritieren, weil Ihr Banknachbar bereits wie besessen schreibt. Es kommt nicht darauf an, viel zu schreiben, sondern das richtige zu schreiben!

Beginnen Sie stets mit der Aufgabe, die Ihnen am leichtesten erscheint. Ein häufiger Schülerfehler ist es, mit der schwersten Frage zuerst zu beginnen, unter der Annahme, für die leichteren hätten Sie hinterher noch Zeit. Was dabei herauskommt, ist von Übel: Die Zeit ist abgelaufen, Sie konnten nichts mehr zu den Aufgaben schreiben, die Sie gut beherrschen, und die Aufgabe, an der Sie sich zu lange abgemüht haben, ist obendrein falsch gelöst.

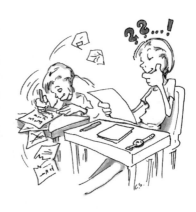

Sie haben sich nun entschlossen, mit einer bestimmten Aufgabe zu beginnen. Lesen Sie deren Inhalt genau durch. Wie ist die Aufgabe formuliert? Ist eine reine Aufzählung gefragt oder müssen Sie bestimmte Inhalte erklären? *Nennen Sie die Utensilien, die Sie für eine Ganzkörperwäsche brauchen!* Oder auch: *Welche Utensilien brauchen Sie für eine Ganzkörperwäsche?* Bei dieser Art von Aufgabenstellung können Sie kurz und bündig antworten – Sie zählen einfach alle Utensilien auf, die Sie für notwendig halten.

Die Aufgabe kann jedoch auch zwei Anteile haben: *Nennen Sie die Utensilien, die Sie für eine Ganzkörperwaschung brauchen und beschreiben sie den Ablauf einer Ganzkörperwaschung!* Hier ist das Nennen der Gegenstände nur der erste Aufgabenschritt, danach müssen Sie frei formulieren, in welcher Reihenfolge Sie eine Ganzkörperwäsche durchführen würden.

Die Aufgabe kann jedoch auch noch komplexer gehalten werden: *Nennen Sie die Utensilien, die Sie für eine Ganzkörperwäsche brauchen und beschreiben Sie den Ablauf einer Ganzkörperwäsche. Begründen Sie Ihre Vorgehensweise!* Ist in der Aufgabenstellung eine Begründung gefordert, müssen Sie noch ausführlicher antworten. Sie müssen aufgrund Ihres Fachwissens darstellen können, warum Sie Dinge auf eine bestimmte Art und Weise tun. In diesem konkreten Fall müssten Sie in der Lage sein zu begründen, warum Sie z. B. zuletzt die Füße waschen und warum Sie zwischendurch das Wasser wechseln.

Es gibt jedoch noch eine weitere Art der Aufgabenstellung: *Diskutieren Sie die Vor- und Nachteile eines Duschbades gegenüber einer Ganzkörperwäsche im Bett!* In diesem Fall müssten Sie von beiden Vorgehensweisen sowohl die Vor- als auch die Nachteile nennen können. Diese Fragestellung finden Sie häufig verknüpft mit einer konkreten Situation, auf die Sie dann in Ihrer Antwort Bezug nehmen. Es gibt also drei Arten der Aufgabenstellung, und Sie müssen aufmerksam lesen, damit Sie weder zu kurz noch zu ausschweifend antworten.

Hier noch einmal zusammengefasst: Wenn eine einfach Aufzählung gewünscht ist, heißt die Aufgabenstellung »Nennen Sie…« oder »Zählen Sie auf, wie viele …«. Stehen in der Aufgabenstellung die Worte »Erklären Sie« oder »Begründen Sie«, müssen Sie frei formuliert Ihr Fachwissen in ganzen Sätzen darstellen. Enthält eine Aufgabenstellung die Aufforderung zur Diskussion, müssen Sie imstande sein, sowohl Vorteile als auch Nachteile beider Positionen wertfrei darstellen zu können.

Achten Sie darauf, vor jede Antwort stets die Nummer der Aufgabenstellung zu schreiben. Nicht alle Lehrer/Dozenten sind bereit, lange zu überlegen, welche Antwort sich wohl auf welche Aufgabe beziehen könnte.

Wenn Sie alle Aufgaben nach bestem Wissen und Gewissen gelöst haben, lesen Sie sich Ihre Arbeit bitte noch einmal durch. In vielen Schulen gibt es Punktabzüge wegen fehlerhafter Orthographie bzw. Grammatik.

❶ Wichtig

Bevor Sie abgeben, kontrollieren Sie, ob Ihr Name und Ihr Kurs in gut lesbarer Schrift auf allen Blättern vermerkt sind.

2.5.4 Multiple Choice

Multiple Choice, häufig abgekürzt als MC, bedeutet übersetzt »mehrfache Auswahl« – Auf eine Frage werden verschiedene Antwortmöglichkeiten vorgegeben. Sie als Schüler müssen auswählen, welche Antwort Sie für die richtige halten. Auch hier sollten Sie die Fragestellung aufmerksam lesen, ehe Sie ankreuzen.

Häufig sind nämlich nicht nur eine, sondern zwei oder sogar drei Antworten richtig. Aus der Fragestellung geht hervor, ob eine oder mindestens zwei Antworten richtig sind. Bei der Auswertung kann die Lehrkraft »freundlich« kontrollieren, das bedeutet, die richtigen Kreuze erhalten Punkte, die falschen werden ignoriert. Oder die Lehrkraft korrigiert strenger, d. h. sie versucht zu verhindern, dass Sie einfach nur raten. Dann wird jedes falsche Kreuz mit einem Punktabzug gewertet.

Eine gut konzipierte MC-Arbeit ist allerdings so aufgebaut, dass die verschiedenen Alternativen angegeben sind und Sie pro Frage immer nur ein Kreuz machen dürfen.

❯ Beispiel

Frage: Welche Aussagen zu Arterien treffen zu?

a) Arterien führen immer sauerstoffreiches Blut.
b) Arterien führen immer vom Herzen weg.
c) Arterien haben in der Gefäßwand eine Muskulatur.
d) Arterien können sich zusammenziehen.

Antwortmöglichkeiten:

1. Alle
2. b und c
3. a und d
4. b, c, und d

(Nur Nr. 4. ist richtig)

MC-Fragen erfreuen sich durchaus einer gewissen Beliebtheit. Sie können schnell erstellt und auch schnell ausgewertet werden. In der Regel wird damit Faktenwissen abgefragt. Komplexere Sachverhalte hingegen lassen sich damit weniger gut überprüfen. Manche Schüler freuen sich über MC-Tests, da es ihnen leichter fällt, aus einer Vorgabe heraus die richtige Antwort auszusuchen. Andere hingegen grübeln zu lange nach, stolpern über »könnte doch sowohl als auch sein« und kreuzen dann zu viele Kästchen an.

Das (»verflixte«) zweite Ausbildungsjahr

❯ *»Ihr anderen werdet sicherer immerdar. Ich werde fragender von Jahr zu Jahr.«*
(Christian Morgenstern 1871–1914, dt. Dichter)

Vermutlich werden Sie im ersten Ausbildungsjahr Schülern aus anderen Schulen und aus höheren Jahrgangsstufen begegnen. Vergleiche sind dabei unausweichlich. Je nach Naturell werden Sie sich mit ihnen auseinandersetzen, sich mit ihnen anfreunden und von ihnen lernen; sie um ihre größere Sachkenntnis beneiden oder vielleicht auch – mit heimlichem Stolz – bemerken, dass Sie im Arbeitsalltag besser angesehen sind.

Vielleicht wird Ihnen auch auffallen, dass gerade die Schüler im zweiten Ausbildungsjahr am häufigsten mit ihrer Ausbildung hadern. Viele Schüler fragen sich gerade in dieser Zeit, ob sie die richtige Ausbildung gewählt haben, ob ein anderer Beruf nicht besser zu ihnen passen würde. Deswegen wird es oft auch das »verflixte« zweite Jahr genannt.

✔ **Schülerklage:** *Ich kann ja eh schon alles, täglich der gleiche Ablauf! Ich lerne nichts Neues! Ich lerne hier nichts, meine Praxisanleitung kümmert sich überhaupt nicht um mich!*
Dieser Motivationsknick ist Lehrern und Ausbildern wohl bekannt. Der Reiz des Neuen hat sich abgenutzt, erste Enttäuschungen und Kränkungen sind aufgetreten. Die Schüler pendeln zwischen Alltagsroutine und Ängsten vor den Fremdeinsätzen. Kommen dann noch schlechte Noten hinzu oder Krisen und Konflikte in der Klasse, erreicht die Stimmung das endgültige Tief und ein Abbruch der Ausbildung wird ernsthaft erwogen – und mitunter auch durchgeführt.

Im zweiten Jahr ist Eigeninitiative gefragt. Ihnen ist jetzt die grobe Routine vertraut, aber Sie müssen sich noch praktisches Detailwissen aneignen. Ein gutes Mittel gegen den Motivationsknick ist es, sich frühzeitig mit den unterschiedlichen Einsätzen der praktischen Ausbildung auseinanderzusetzen und sich zu informieren, welche Besonderheiten durch die Rahmenbedingungen und die Schwerpunkte einzelnen Fachrichtungen bzw. Gesundheitseinrichtungen auf einen zukommen werden. Dann können Sie in der Praxis gezielt fragen und die jeweiligen »Spezialitäten« besser erfassen.

❯ **Beispiel**
Eine Krankenpflegeschülerin, die auf der Wöchnerinnen-Station eingesetzt wurde, meinte:»Hier ist es langweilig. Es ist ja keiner ‚richtig‘ zu pflegen.«

Die Schülerin hat dabei übersehen, dass sich die Frauen in einer schwierigen Lebensphase befinden. Die Frauen mit frühzeitigen Wehen fühlen sich eigentlich gesund, dürfen aber nicht aufstehen und sind deshalb gelangweilt und grübeln, sind unausgelastet und missgelaunt. Unter den Frauen, die schon entbunden haben, leiden nicht wenige unter depressiver Verstimmung, dem sog. »Wochenbett-Blues«. Auch sie machen sich Sorgen, haben Angst vor der neuen Verantwortung und meinen es nicht zu schaffen. Die Arbeit hier ist vielleicht im Hinblick auf Heben und Tragen etc. nicht so schwer, aber die Frauen sind oft fordernd und anstrengend. Sie benötigen fachkundige, geduldige Beratung und Begleitung. Dies ist eine ganz andere Arbeitsanforderung als auf einer inneren oder chirurgischen Station.

Die Schüler der Gesundheits- und Krankenpflege bzw. Kinderkrankenpflege lernen direkt im Krankenhaus, für sie bedeutet der Wechsel in Sozialstationen, OP, Intensivtherapie oder Rettungsstelle eine Herausforderung.

Die Altenpflegeschüler lernen im Altenpflegeheim oder in Sozialstationen. Sie müssen beide Bereiche kennen lernen, aber auch das Krankenhaus und verschiedene alternative Wohnformen der Altenpflege.

In der Gesundheits- und Krankenpflege bzw. Kinderkrankenpflege sind die einzelnen Etappen meistens von der Schule vorgegeben. Die Schüler der Altenpflege haben die Qual der Wahl; sie können sich die Einrichtungen für ihre externen Einsätze häufig selbst aussuchen und haben auch ein Wahlpraktikum.

Eine schlechte Praxisbewertung

> »Eigentlich bin ich ganz anders – ich komme nur selten dazu.«
> (Ödön von Horváth, 1901–1938, österr.-ungar. Schriftsteller)

Eine schlechte Praxisbewertung ist zwar ernst zu nehmen, kann aber mal vorkommen, solange es bei einer bleibt. Die Gründe dafür können vielfältig sein. Sie hatten private oder gesundheitliche Probleme und waren deshalb nicht so gut wie sonst. Sie passten nicht gut in das Team einer Einsatzstelle. Sie kamen mit einer Praxisanleitung nicht gut zurecht. Wenn sich Kritik wiederholt, sollten Sie in sich gehen und genau zuhören, welche Begründungen Sie von Ihrer Praxisanleitung und vom Team bekommen. Um besser zu werden, müssen Sie wahrscheinlich Ihr Verhalten ändern. Dies ist immer ein schwieriges Unterfangen und geht nicht von heute auf morgen. Den ersten Schritt haben Sie bereits getan, wenn Sie die Notwendigkeit einer Veränderung erkannt haben statt sie zu verdrängen. Eines sollten Sie dabei berücksichtigen: Man kann leichter etwas bei sich selbst verändern (besonders in der Schülerposition) als bei anderen. Nun müssen Sie sich überlegen: Was kann ich tun, um künftig ein positives Ergebnis zu erzielen? Sie sollten sich dabei natürlich nicht wie ein Fähnchen nach dem Wind drehen.

Trauen Sie sich, auch Rücksprache mit Ihrer Kursleitung zu nehmen. Es zeigt, dass Sie das Problem ernst nehmen und angehen wollen. Hier können Sie auch Tipps und Unterstützung zur Lösung des Problems bekommen.

Zwischenprüfung

Einige Schulen führen eine Zwischenprüfung im zweiten Lehrjahr durch. Für diese Prüfung müssen Sie den Unterrichtsstoff der ersten Ausbildungshälfte beherrschen.

Die Zwischenprüfung kann aus allen drei Prüfungsanteilen der Abschlussprüfung bestehen, also mündlich, schriftlich und praktisch, oder sich auf einen Teil beschränken, z. B. nur schriftlich. Sie hat den Vorteil, dass Sie erfahren, wie die Abschlussprüfung gestaltet wird. Sie können sozusagen schon mal üben. Außerdem können Sie die Effektivität Ihrer eigenen Lernleistung einschätzen. Reicht das Lernpensum aus oder müssen Sie mehr tun, um einen guten Abschluss zu erreichen? Mancher braucht den Druck einer Prüfung, um ernsthaft lernen zu können. Für diesen Lerntyp ist eine Zwischenprüfung besonders wertvoll.

Spritzenschein

An manchen Schulen machen Sie im zweiten Jahr eine kleine Prüfung zum Thema »Injektionen«. Sie müssen z. B. eine subkutane Injektion an einem Schweinebauch ausführen und eine intramuskuläre Injektion an einer Puppe. Dazu werden Ihnen Fragen zur Hygiene bei Injektionen, zu verschiedenen Spritzentypen und Medikamenten gestellt. Sie bekommen dann einen Schein von der Schule, dass Sie das Thema theoretisch erfolgreich abgeschlossen haben. Nun müssen Sie noch in der Praxis an einem Patienten oder Bewohner Ihr Können zeigen, z. B. im Beisein eines Arztes, der Ihnen anschließend die praktische Fähigkeit auf dem Spritzenschein per Unterschrift bescheinigt.

Probleme mit dem Dienstplan oder »Lehrjahre sind keine Herrenjahre«

Am Beginn der Ausbildung, ist alles so neu, dass die meisten über den Dienstplan wenig klagen. Aber im zweiten Jahr haben einige Schüler das Gefühl, ausgenutzt zu werden und Lückenbüßer zu sein. So ganz unberechtigt ist der Gedanke manchmal nicht. Es sollte jedoch Folgendes bedacht werden: Beim Schreiben eines Dienstplanes müssen zuerst alle Dienste mit der Mindestzahl an notwendigen Vollkräften besetzt werden, um die Patienten sicher zu versorgen. Nur das Personal, das dann übrig bleibt, kann frei verteilt werden. Natürlich haben die festen Mitarbeiter auch Wünsche, die berücksichtigt werden müssen. Außerdem gibt es Regelungen für Feiertage, z. B. dass Mitarbeiter immer abwechselnd Weihnachten und Silvester frei haben. Bei den meisten Leitungen haben die festen Mitarbeiter Vorrang, erst dann werden die Wünsche der Schüler und Praktikanten berücksichtigt. Haben Sie dafür Verständnis! Nur noch ein Jahr, dann sind Sie fertig und arbeiten fest in einem Bereich, indem Sie von Ihrer Leitung dann vielleicht dasselbe erwarten.

Aber natürlich haben Sie die Möglichkeit, mit anderen Schülern, nach Absprache mit der Leitung, auf Ihrer Ausbildungsstufe zu tauschen.

🛈 **Wichtig**
Dienstpläne sind Dienst-Pläne und keine Freizeitpläne!

3.1 Einsatz im Krankenhaus

❯ *»Leben ist ein Krankenhaus, in dem jeder Patient den Wunsch hat, sein Bett zu wechseln. Der eine möchte lieber vor dem Kaminfeuer leiden, der andere ist überzeugt, daß er nahe dem Fenster gesund werden würde.«* (Charles Baudelaire, 1821–1867, franz. Dichter)

Die Aufgabe eines Krankenhauses ist es, durch ärztliche und pflegerische Leistungen Krankheiten, Leiden und körperliche Schäden festzustellen, zu heilen oder zu lindern (Diagnostik, Therapie, Pflege). Zu den Bereichen des Krankenhauses gehören die Notfallbehandlung, die voll- und teilstationäre Behandlung sowie die ambulante Behandlung. Krankenhäuser können öffentliche Einrichtungen sein (öffentliche Träger sind beispielsweise Bund,

Länder oder Gemeinden), freigemeinnützige Einrichtungen (Deutsches Rotes Kreuz, Wohlfahrtsverbände, Diakonie) oder private Einrichtungen (private Träger). Krankenhäuser werden u. a. eingeteilt nach den von ihnen angebotenen Leistungen: Fachklinik, allgemeines Krankenhaus, akademisches Lehrkrankenhaus (Titel wird von Universitätskliniken verliehen, wenn Krankenhäuser an der Ausbildung beteiligt sind).

Die Schüler der Gesundheits- und Krankenpflege/Kinderkrankenpflege lernen ab Beginn der praktischen Ausbildung in Krankenhäusern. Im zweiten Jahr lernen sie weitere Fachabteilungen kennen. Für die Auszubildenden in der Altenpflege ist das Krankenhaus ein externer Einsatz, in der Mehrheit wird dieser in einer geriatrischen oder gerontopsychiatrischen Fachabteilung erfolgen.

Checkliste: für den Einsatz in einem neuen Gebiet

Sie sollten sich auf Ihren jeweiligen neuen Einsatz auch gedanklich gut vorbereiten. Überprüfen Sie sich selbst:

- Wissen Sie genau, mit welchen Krankheitsbildern Sie konfrontiert werden?
- Haben Sie korrekte anatomische Vorstellungen und solide Kenntnisse über die Physiologie?
- Was hatten Sie bereits in der Theorie? Schauen Sie Ihre Unterrichtsordner durch.
- Was steht im Lehrbuch dazu?
- Benötigen Sie sonst noch etwas – am besten fragen Sie Schüler, die bereits dort waren.

3.1.1 In der Inneren Medizin

Die meisten Krankenpflegeschüler beginnen ihre praktische Ausbildung in einer Inneren Station, weil man hier Grundpflege, Vitalzeichenmessung, Lagerung und Mobilisation gut erlernen kann. Kommt man später im Laufe der Ausbildung noch einmal dorthin, empfinden dies viele Schüler fast als Strafe, weil sie hier angeblich schon alles kennen und das Gefühl haben, nur billige Arbeitskraft zu sein. Dies ist ein Trugschluss! Sie haben erst jetzt im zweiten Jahr das theoretische Hintergrundwissen, um die Krankheitsbilder richtig verstehen zu können. Außerdem kann man auf der «Inneren» wunderbar seine Fähigkeiten in Krankenbeobachtung schulen. Es gibt alle Arten von Haut-, Schleimhaut- und Nagelveränderungen zu sehen, sowie Dyspnoe, Puls- und Blutdruckveränderungen. Beschäftigen Sie sich mit den Medikamenten und den Laborwerten. Kurz gesagt: nutzen Sie die Chance in einer Umgebung, in der Sie die Routine kennen, ihr Wissen zu verfeinern. Schauen Sie sich vor dem Einsatz noch einmal folgende Themen an:

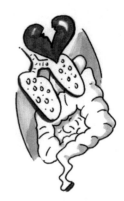

- Krankenbeobachtung
- Herz- und Kreislauferkrankungen
- Lungenerkrankungen
- Stoffwechselstörungen, wie Diabetes und Gicht
- Medikamentenlehre

3.1.2 In der Onkologie/Hämatologie

In der Onkologie (griech. »onkos« – Anschwellen und »logos« – Lehre) wird sich mit der Prävention (Vorbeugung), der Diagnostik (Befunderhebung), der Therapie (Behandlung) und der Nachsorge von bösartigen Erkrankungen befasst. Die Behandlungsmethoden der Onkologie sind die Tumorentfernung, die Bestrahlung und die Chemotherapie.

In der Hämatologie (griech. »haima« – Blut, »logos« – Lehre) geht es um die bösartigen Erkrankungen des Blutes und der blutbildenden Organe. Patienten auf diesen Stationen leiden unter akuter oder chronischer Leukämie (sog. Blutkrebs), Veränderungen der Lymphknoten, Anämie (Blutarmut) und Hämophilie (Bluterkrankheit).

Beide Fachbereiche sind hochspezialisierte Disziplinen und meistens nur in großen Lehrkrankenhäusern angesiedelt.

Sind Sie in einem der genannten Bereiche eingesetzt, lernen Sie viel über Diagnostik und Therapie sowie pflegerische Assistenzaufgaben, z. B. bei Knochenmarkbiopsien, Transfusionen, Infusionen, spezielle Medikamente u. a.

Um sich gut auf diese Einsätze vorzubereiten, sollten Sie folgende Themen nochmals nachlesen:

- Pflege bei Immunschwäche – beispielsweise spezielle Mundpflege, Intimpflege, Pflege unter Isolationsbedingungen
- Auswirkungen von Gerinnungsstörungen (Krankenbeobachtung)
- Pflege bei Fieber, Schmerz, Übelkeit und Erbrechen

Derartige Spezialeinsätze werden Ihnen einen hohen Grad an Einfühlungsvermögen abverlangen. Der Weg vom Verdacht bis zur Gewissheit einer Krebserkrankung stellt für Patienten und Angehörige gleichermaßen eine enorme Belastung dar.

Praxistipp

Auch an Ihnen wird der Umgang mit Krebspatienten nicht spurlos vorübergehen. Suchen Sie sich Hilfe, wenn Sie merken, dass die emotionale Belastung für Sie zu groß wird. Wenden Sie sich in diesem Fall an Ihre Praxisanleitung oder an die Stationsleitung.

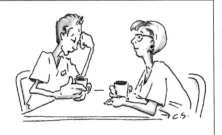

Oft gibt es in diesen Abteilungen auch ein regelmäßiges Angebot an Supervisionen, an denen Sie bestimmt teilnehmen können.

3.1.3 Im geriatrischen Krankenhaus

Die Geriatrie (Geras, der griechisch Gottheit des Alters; Altersmedizin, Altersheilkunde) hat in den letzten Jahren immer mehr an Bedeutung gewonnen. Sie setzt sich mit den Besonderheiten von Erkrankungen und Therapien im Alter auseinander. Alte Menschen leiden in den meisten Fällen an mehreren Erkrankungen gleichzeitig (Multimorbidität). Fachärzte für Geriatrie müssen über umfassende Kenntnisse verfügen, da sie fächerübergreifend arbeiten.

Als Schüler im Einsatz auf geriatrischen Stationen werden Sie u. a. mit folgenden typischen Alterserkrankungen konfrontiert:

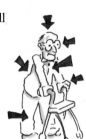

- Arteriosklerose (daraus folgend: Herzinfarkt, Schlaganfall)
- Arthrose
- Demenz
- Diabetes mellitus
- Grauer Star
- Krebs
- Osteoporose
- Parkinson-Syndrom

Weiterhin gibt es – unabhängig von den jeweiligen Grunderkrankungen – bestimmte Alterssymptome (Krankheitszeichen). Treten mehrere Symptome als Kombination auf, nennt man dies »Syndrome«.

Wichtige Alterssyndrome sind beispielsweise:
- Allmählicher Intelligenzabbau
- Wahnvorstellungen
- Herzinsuffizienz
- Immobilität
- Schwindel, Stürze
- Inkontinenz (Blase und/oder Darm)
- Seh- und Hörstörungen

Die besondere Aufgabe der Pflege besteht hier im Erkennen und Fördern von Ressourcen (vorhandenen Fähigkeiten). Sie benötigen dafür eine gute Beobachtungsgabe und viel Geduld. Beschäftigen Sie sich vor dem Einsatz noch einmal gründlich mit Rehabilitationskonzepten wie dem Bobath-Konzept, der basalen Stimulation, Kinästhetik, Realitätsorientierung sowie Krankheitsbildern aus der Inneren Medizin, der Orthopädie, der Neurologie und der Gerontopsychiatrie.

3.1.4 In der Urologie/Gynäkologie

 »Viagra ist verschreibungspflichtig. Jetzt bekommt der Satz: Mein Arzt hat mich hängen lassen, eine völlig neue Bedeutung«. (Harald Schmid, dt. Kabarettist)

Die Urologie beschäftigt sich mit den Erkrankungen der harnbildenden und der harnableitenden Organe. Vor dem Einsatz sollten Sie Ihre anatomischen und physiologischen Kenntnisse auffrischen. Die Schwerpunkte:

- Niere, Harnblase, Harnleiter, Harnröhre (beider Geschlechter)
- Geschlechtsorganen des Mannes (Hoden, Nebenhoden, Samenleiter, Samenbläschen, Penis, Prostata)

Schlagen Sie nochmals häufige urologische Erkrankungen nach wie:
- Gutartige Prostatavergrößerung
- Harnsteine
- Tumoren der Niere und der Blase
- Tumoren des Hodens und der Prostata
- Unfreiwilliger Urinverlust
- Entzündungen der oberen und unteren Harnwege

Beschäftigen Sie sich mit Diagnostik und Therapie. Es gibt auch die Andrologie, ein Spezialgebiet, das sich wörtlich als »Männerheilkunde« übersetzen lässt. Die Andrologie ist die männliche Entsprechung der Gynäkologie und befasst sich mit Störungen der Geschlechtsentwicklung und der Sexualität des Mannes.

Die Gynäkologie, die Frauenheilkunde, befasst sich mit der Behandlung von Erkrankungen des weiblichen Sexual- und Fortpflanzungstraktes.

Häufige gynäkologische Krankheiten sind:
- Entzündungen der äußeren Geschlechtsorgane (Vagina)
- Entzündungen der inneren Geschlechtorgane (Eileiter, Eierstöcke, Gebärmutter)
- Myome
- Endometriose
- Karzinome (Brust, Eierstöcke, Gebärmutterhals, Gebärmutter)

Die Gynäkologie umfasst nicht die Geburtshilfe. Diese ist ein eigenständiger Bereich. Verfügt Ihr Lehrkrankenhaus über einen Kreißsaal und eine Entbindungsstation, sind auch hier Einsätze möglich. Allerdings ist eine Entbindung das Gebiet der Kinderkrankenpflegeschüler und vor allem Hebammenschüler, die über mehr Wissen verfügen und später auch mehr mit Entbindungen zu tun haben werden. Deshalb werden sie in der Ausbildung bevorzugt eingesetzt. Die Krankenpflegeschüler haben hier oft das Nachsehen. Ein kleiner Tipp: Im Spätdienst ist weniger Personal anwesend, deshalb wird man als Krankenpflegeschüler zu mehr Tätigkeiten eingesetzt und kann auch öfter zuschauen, ohne im Weg zu stehen.

3.1.5 In der Dialysestation

Dialyse bedeutet Filterung des Blutes mit Hilfe einer Maschine. Die Dialyse wird landläufig auch als »künstliche Niere« bezeichnet. Sie ist ein Blutreinigungsverfahren, das bei Nieren- oder Leberversagen zum Einsatz kommt. Auch dieser Bereich wird eher Schüler anziehen, die sich für die sog. »Funktionsbereiche« interessieren und keine Angst vor dem Umgang mit technischen Apparaturen haben. Neben der Fachkompetenz ist hier auch in hohem Maße Sozialkompetenz gefordert, der Umgang mit Menschen, die an einem chronischen Nierenversagen leiden und auf eine Transplantation warten, verlangt Fingerspitzengefühl. Die Patienten kommen mehrmals in der Woche, zum Teil über Jahre zur Dialyse. Dadurch entsteht häufig eine sehr enge Bindung zwischen Patienten und Pflegepersonal.

3.1.6 In der Neonatologie

> »Ich wurde als ganz kleines Kind geboren. Meine Mutter schenkte mich meinem Vater, damit er sich freute.« (Kurt Schwitters 1887–1948, dt. Maler und Schriftsteller)

Ein wichtiges Teilgebiet der Medizin für die Gesundheits- und Kinderkrankenpflege ist die Neonatologie (griech. »neo« – neu; lat. »natus« – geboren). Diese Teildisziplin beschäftigt sich mit der Versorgung von Frühgeborenen, mangelversorgten oder anderweitig kranken oder gefährdeten Neugeborenen. Dazu gehören Mehrlinge, Kinder diabetischer Mütter, Kinder mit Herzfehlern, Kinder mit Fehlbildungen der Niere/der Harnwege, mit gastrointestinalen Fehlbildungen, Fehlbildungen des zentralen Nervensystems (z. B. Hydrozephalus), Kinder mit Stoffwechselerkrankungen, aber auch Kinder von drogenabhängigen Müttern.

3.1.7 In den »kleinen Fächern«

Die folgenden Disziplinen sind meist nur an größeren Krankenhäusern angesiedelt und bestehen nur aus ein bis zwei Stationen und einer Ambulanz.

Hier werden Sie sowohl mit der Pflege von Erwachsenen als auch Kindern konfrontiert.

Für alle Fächer gilt, dass Sie in der Schule nur eine mehr oder weniger lange Einführung in das Fach erhalten werden. Sie müssen sich selbstständig über Krankheitsbilder, Pflege und Therapie informieren, um den Einsatz konstruktiv nutzen zu können.

Hals-Nasen-Ohren-Abteilung/Mund- und Kieferchirurgie

> »Mit 'nem Kaugummi im Ohr, kommt dir alles leiser vor.« (Kalenderspruch)

In der HNO-Abteilung müssen Sie sich auf sehr unterschiedliche Zielgruppen einstellen: Kinder kommen zur Mandel- und Polypenentfernung, Menschen mittleren Alters und alte Menschen kommen zur Behandlung eines Hörsturzes oder einer Nasennebenhöhlenvereiterung. Andere wiederum müssen wegen einer Krebserkrankung im Mund- und Kehlkopfbereich behandelt werden. Außerdem gibt es plastische Operationen (sog. »Schönheitsoperationen«) von Nase und Ohr. Als Pflegekraft sind Sie nicht nur für die stationären Patienten zuständig, sondern assistieren auch häufig dem Arzt im Behandlungszimmer.

Augenabteilung

> »Die Brille: Korf liest gerne schnell und viel; / Darum widert ihn das Spiel / All des zwölfmal unerbeten / Ausgewalzten, Breitgetretnen. / Meistens ists in sechs bis acht / Wörtern völlig abgemacht, / Und in ebensoviel Sätzen / Läßt sich Bandwurmweisheit schwätzen. / Es erfindet drum sein Geist / Etwas, was ihn dem entreißt:/ Brillen, deren Energien / Ihm den Text zusammenziehn! / Beispielsweise dies Gedicht / Läse, so bebrillt, man nicht! / Dreiundreißig seinesgleichen / Gäben erst – ein – Fragezeichen.« (Christian Morgenstern, 1871–1914, dt. Dichter)

Unter Augenheilkunde (Ophthalmologie) versteht man die Lehre von Erkrankungen und Funktionsstörungen des Sehorgans und des Sehsinnes. Die Augenheilkunde gehört zu den ältesten medizinischen Disziplinen. Häufig werden auch heute noch ophthalmologische Befunde zur Diagnosefindung in der Inneren Medizin herangezogen. Auch zur Chirurgie besteht eine Verbindung. In der Augenheilkunde werden die Katarakt-Operationen (Grauer Star) durchgeführt, die eine der weltweit am häufigsten durchgeführten Operationen sind.

Das Zentrum der Augenabteilung ist nicht die Station, sondern die Augenambulanz, denn nur wenige Patienten müssen stationär betreut werden. Die meisten von ihnen können wenige Stunden nach dem Eingriff wieder nach Hause gehen. Gleichbleibend freundliche, professionelle Betreuung ist notwendig, trotz des schnellen und hohen Durchlaufes an Patienten. Auch hier werden Sie vorwiegend mit Assistenzaufgaben für den Arzt betraut.

Manche der stationär aufgenommenen Patienten brauchen absolute Bettruhe, andere können aufgrund des Eingriffs eine Zeitlang nicht mehr sehen. Eine einfühlsame, Sicherheit vermittelnde Pflege ist notwendig, denn Blindheit löst große Ängste aus.

Befassen Sie sich mit der Begleitung und Anleitung von Menschen, die sehr schlecht oder gar nicht sehen können und frischen Sie folgende Krankheitsbilder bzw. Therapien auf:

- Grüner Star, Grauer Star
- Schieloperationen
- Lidoperationen
- Fremdkörperentfernung
- Laserbehandlung der Netzhaut
- Hornhauttransplantation

Dermatologie

> »Ändert sich der Zustand der Seele, so ändert dies zugleich auch das Aussehen des Körpers und umgekehrt: ändert sich das Aussehen des Körpers, so ändert dies zugleich auch den Zustand der Seele.« (Aristoteles 384–322 v.Ch., griech. Philosoph)

Eine dermatologische Fachabteilung gibt es nur an großen Krankenhäusern, z. B. einer Universitätsklinik. Häufig wird die Arbeit, die dort geleistet werden muss, unterschätzt. Viele Schüler sind der Meinung, es wird ja gar nicht »richtig« gearbeitet, weil die meisten Patienten sich selbstständig versorgen. Bedenken Sie bei der Arbeit, dass Hautprobleme, wie z.B. Juckreiz, sehr quälend sein können und dass entstellende Veränderungen der Haut dazu führen, dass Menschen sich isolieren und verstecken. Die Arbeit besteht zu großen Anteilen in psychischer Begleitung, Anleitung und dem fachgerechten Auftragen von Salben, Cremes und Lösungen.

Um den Einsatz vorzubereiten, sollten Sie sich nochmals mit dem Aufbau und der Funktion der Haut beschäftigen. Man nennt die Haut auch »den Spiegel der Seele«. Informieren Sie sich über die psychischen Hintergründe bei bestimmten Hauterkrankungen.

Verschaffen Sie sich theoretische Grundlagen zu folgenden Krankheitsbildern:

- Psoriasis (Schuppenflechte)
- Atopisches Ekzem (Neurodermitis)
- Berufsdermatosen
- Allergien
- Akne
- Hautkrebs
- HIV/Aids
- Kollagenosen

3.1.8   In »schneidenden« Fachabteilungen – Chirurgie

> »Wenn ein Arzt hinter dem Sarg seines Patienten geht, folgt manchmal tatsächlich die Ursache der Wirkung.« (Robert Koch 1843–1910, dt. Arzt)

Der Begriff »Chirurgie« kommt aus dem Altgriechischen und ist aus den Worten »Hand« und dem Teilsatz »ich arbeite« zusammengesetzt, also »Handarbeiter«.

Chirurgie umfasst folgende Schwerpunkte:

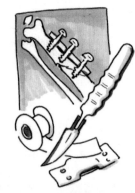

- Gefäßchirurgie: operative Behandlung der Blutgefäße (z. B. Anlegen eines Bein-Bypasses, Krampfadernentfernung)
- Thoraxchirurgie: (Thorax – Brustkorb) z. B. operative Behandlung von Lunge, Pleura, Bronchialsystem, z. B. bei Lungenkrebs
- Unfallchirurgie: operative Wiederherstellung der durch Unfall beschädigten Organsysteme
- Viszeralchirurgie: auch Bauchchirurgie, Allgemeinchirurgie, operative Therapie des gesam-

ten Verdauungstraktes, z. B. bei Blinddarmentzündung, Krebs, Morbus Crohn, Colitis ulcerosa

━ Herzchirurgie: operative Behandlung von Erkrankungen oder Verletzungen des Herzens

━ Kieferchirurgie: operative Behandlung von Zähnen, Mundhöhle, Kiefer, Gesicht

━ Plastische Chirurgie: Schönheitschirurgie, aber auch rekonstruktive Chirurgie (Wiederherstellungschirurgie bei Folgen von Unfällen, Verbrennungen, Tumoren)

━ Orthopädie: Erkrankungen des Bewegungsapparates werden operativ und konservativ (ohne OP) behandelt, z. B. Verkrümmungen der Wirbelsäule (Skoliose, Morbus Bechterew), Knochenbrüche, Bandscheibenprobleme, Gelenkabnutzungen und Gelenkersatz (Hüfte, Knie, Schulter), Rheuma

━ Handchirugie: Wiederherstellungsoperationen bei Verletzungen oder Erkrankungen der Hand, z. B. Depuytren Kontraktur, Karpaltunnelsyndrom, Sehnen- und Bänderabrisse, Arthritis und Rheuma

Chirurgie ist bei den Schülern beliebt, weil es hier viel spezielle Pflege zu sehen gibt, wie den Umgang mit Infusionen, Verbänden, Drainagen und Absaugsystemen. Aber vergessen Sie bei all der »technischen« Arbeit nicht den Menschen mit seinen Ängsten vor der OP, seiner Schwäche und den Schmerzen nach der OP. In der Hektik des Tages mit vielen Neuaufnahmen, OP's und Entlassungen kommt das Menschliche ohnehin oft zu kurz. Die Liegezeiten der Patienten sind mittlerweile auch so kurz, dass es kaum zu einem Beziehungsaufbau zwischen Patient und Pflegenden kommen kann.

3.1.9 In der Kinderchirurgie

Ein weiterer großer Bereich ist die Kinderchirurgie. Sie ist ein eigenständiges Fachgebiet der Chirurgie. Sie umfasst die Diagnostik, die operative und konservative Therapie von Erkrankungen, Fehlbildungen, Organtumoren, Verletzungen und Unfallfolgen im Kindesalter sowie die pränatale Chirurgie – die Chirurgie vor der Geburt.

Als angehende Pflegekraft der Gesundheits- und Kinderkrankenpflege lernen Sie von Anfang an, dass ein Kind kein »kleiner Erwachsener« ist.

Sie wissen, dass kleine Patienten große Ansprüche an Aufmerksamkeit stellen. Hinzu kommen noch die Bedürfnisse der Eltern, die sich in einer sehr schwierigen Lebenssituation befinden.

3.1.10 In der Neurologie

Die Neurologie beschäftigt sich mit Erkrankungen bzw. Funktionsausfällen des Gehirns, des Rückenmarkes, der Sinnesorgane, der peripheren Nerven und der Muskulatur. Häufig auftretende Krankheitsbilder sind:

- Kopfschmerzen, Schwindel
- Epilepsie
- Morbus Parkinson
- Multiple Sklerose und Lateralsklerose
- Schlaganfall, Hirnblutungen
- Demenzen
- Bandscheibenvorfall
- Hirnhautentzündung

Machen Sie sich vor dem Einsatz unbedingt mit Gehirn und peripherem Nervensystems vertraut, denn sonst kann man gerade diese Krankheitsbilder schlecht verstehen.

In der Neurologie können Sie all Ihr pflegerisches Fachwissen anbringen. Die Patienten sind in der Regel nicht nur wenige Tage da, so dass Sie eine professionelle Beziehung aufbauen und auch die Erfolge Ihrer Pflege beobachten können. Neurologie ist dann besonders interessant, wenn Sie in der Lage sind, spezielle Pflegetechniken wie Bobath, Kinästhetik oder basale Stimulation konsequent anzuwenden und Erfahrungen in diesen Disziplinen zu sammeln.

3.1.11 In der Neurochirurgie

In der Neurochirurgie werden Erkrankungen, Verletzungen oder auch Fehlbildungen des Gehirns, der Nerven und des Rückenmarkes operativ behandelt. Krankheitsbilder wären beispielsweise Hirntumoren, Aneurysmen (Gefäßaussackungen), Hirnblutungen, spinale Tumoren, Wirbelsäulenerkrankungen und Bandscheibenvorfälle. Zu den Operationen zählen nicht nur die Tumorentfernungen, sondern auch stereotaktische Eingriffe (z. B. Hirnschrittmacher für Menschen, die am Morbus Parkinson erkrankt sind), Verschluss von Gefäßaussackungen mit einem Titanclip sowie Ventilanlagen bei Menschen mit Hydrozephalus (sog. »Wasserkopf«).

In neurochirurgischen Fachabteilungen werden erwachsene Patienten, aber auch Kinder und Jugendliche betreut. Häufig haben diese Abteilungen auch eine Intensivtherapie. Frischoperierte Patienten oder Patienten nach Unfällen benötigen eine ständige Überwachung von Kreislauf und Atmung (▶ Intensivtherapie).

3.1.12 In der Psychiatrie/Gerontopsychiatrie

Psychiatrie bedeutet wörtlich übertragen »Seelenheilkunde«. Die Menschen, denen Sie dort begegnen, leben in ihrer eigenen Realität. Sie sehen oder hören Dinge, die für Sie nicht nachvollziehbar sind, reagieren mit Wut, Trauer oder Aggressionen auf Situationen, die Ihnen selbst als »normal« erscheinen. Dies ist nicht immer leicht auszuhalten. Lernen Sie, Ihre eigenen Gefühle im Umgang mit diesen Patienten kritisch zu reflektieren und zu kontrollieren. Sprechen Sie mit erfahrenen Kollegen. Informieren Sie sich über die Krankheitsbilder, Symptome und deren Auswirkungen auf das Erleben der Patienten. Häufige psychiatrische Krankheitsbilder sind:

- Schizophrenie
- Depressionen und Selbstmordgefährdung
- Manie
- Suchterkrankungen
- Angst- und Zwangsstörungen
- Essstörungen (Anorexia und Bulemia nervosa)

Die Gerontopsychiatrie ist ein eigenständiger Teilbereich der Psychiatrie. Sie beschäftigt sich mit den psychiatrischen Erkrankungen von Menschen jenseits des 60. Lebensjahres. Zu den häufigen Krankheitsbildern zählen:

- Dementielle Erkrankungen
- Depressionen
- Delir
- Schizophrenie

Überprüfen Sie Ihre Aufzeichnungen und gehen Sie vorher nochmals in eine Bibliothek. Es wird in den ersten Tagen viel Neues auf Sie zukommen. Sie sollten wenigstens ein solides theoretisches Wissen parat haben.

3.1.13   Auf der Intensivstation

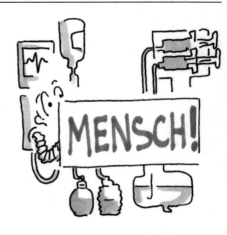

Die nächste Herausforderung nach den Einsätzen in den verschiedenen Fachabteilungen sind die Spezialeinsätze auf Intensivstation, OP und Rettungsstelle.

Im Gegensatz zur »Normalstation« werden auf Intensivstationen Patienten mit schweren bis lebensbedrohlichen Krankheiten behandelt. Es gibt deutlich mehr medizinisches und pflegerisches Personal als auf anderen Stationen. Für den Schüler irritierend ist die Verwendung vielfältiger technischer Apparate (Beatmungsgeräte, Monitoring durch Überwachung von EKG, Blutdruck, Körpertemperatur und anderer Vitalparameter, Spritzenpumpen u.v.a.m.).

Pflegekräfte in diesem Bereich haben häufig eine Zusatzqualifikation (z. B. »Fachkrankenschwester für Anästhesie- und Intensivtherapie). Sie verfügen über fundiertes Fachwissen der Krankheitsbilder und besondere Kenntnisse für die Bedienung und Funktion der hier erforderlichen Geräte. Von den Pflegefachkräften werden teilweise auch ärztliche Tätigkeiten übernommen.

Einige von Ihnen werden sich in diesen Bereich »verlieben« und sich schnell das nötige Know-how aneignen. Die etwas Vorsichtigeren werden sich vermutlich erst einmal eingeschüchtert fühlen. Scheuen Sie sich nicht, um Hilfe zu bitten, und machen Sie »Trockenübungen«, z. B. eine Spritze mit Kochsalz in den Infusomaten einlegen, eine bestimmte Menge einstellen und das von der Pumpe geförderte Kochsalz mit einer Nierenschale auffangen.

3.1.14 Im Operationssaal/Aufwachraum

Hier werden chirurgische Eingriffe bis hin zu mehrstündigen Operationen durchgeführt. Der Operationssaal (OP) wird in der Regel nur durch eine Personenschleuse betreten. Das Personal trägt spezielle Hosen und Kittel sowie Kopf- und Mundschutz, um die Infektionsgefahr so gering wie möglich zu halten.

Die Schwierigkeit besteht darin, dass Sie auf keinerlei »handling« zurückgreifen können. Alle Handgriffe sind neu, die Umgebung ebenfalls. Auch wenn Sie sich heimlich manchmal schon als »alter Hase« gefühlt haben sollten, hier heißt es: zurück an den Start. Legen Sie sich ein Vokabelheft zu. Tragen Sie alle Dinge ein, die Sie nachfragen bzw. nachlesen wollen. Achten Sie genau auf die Anweisungen, damit Sie nicht versehentlich etwas unsteril machen.

❶ Wichtig

Sollten Sie im Operationssaal aus Versehen etwas unsteril gemacht haben, melden Sie das bitte sofort. Lieber einen kurzen Tadel ertragen, als einen Patienten durch unsteriles Material zu gefährden.

Nach der Operation werden die Patienten in den sog. Aufwachraum gebracht. Dort bleiben sie unter der Obhut von Anästhesie-Pflegekräften, bis sie wieder wach und ansprechbar sind. Sehr wichtig ist hier eine gute Beobachtung. Atmung und Kreislaufparameter sowie Ausscheidungen (Urin, Drainagesysteme) werden regelmäßig kontrolliert. Schmerzen und Übelkeit durch entsprechende Medikation gemildert.

Hier können Sie zeigen, dass Sie bereits über eine gute Krankenbeobachtung verfügen. Üben Sie die Dokumentation.

3.1.15 In der Rettungsstelle (Notaufnahme)

Die Rettungsstelle ist Teil der Notfallmedizin. Es gibt interdisziplinäre Notaufnahmen, in denen alle Notfälle behandelt werden, es gibt aber auch fachspezifische Notaufnahmen. Diese nehmen dann nur bestimmte Notfälle entgegen, z. B. unfallchirurgische Notaufnahmen nehmen Verletzte mit Knochenbrüchen oder Schnittverletzungen entgegen, internistische Notaufnahmen Patienten mit Verdacht auf Herzinfarkt. Die Patienten werden nach Dringlichkeit behandelt.

❗ Wichtig

Achten Sie darauf, bei Notfällen niemandem im Wege zu stehen. Übernehmen Sie nur einen Auftrag, wenn Sie die Durchführung tatsächlich selbstständig beherrschen. Weisen Sie immer darauf hin, dass Sie noch Schüler sind. Schauen Sie sich vor dem Einsatz Notfallsituationen und Verbandslehre an.

Die Pflegekräfte messen Blutdruck, Puls, Atemfrequenz, Sauerstoffsättigung und nehmen Blut ab, um die Laborwerte zu erfahren. Nach der Stabilisierung des Patienten wird entschieden, ob dieser im Krankenhaus aufgenommen wird, zu einer anderen Klinik transportiert oder wieder nach Hause entlassen wird.

❯ Beispiel

Mitarbeiter der Rettungsstelle müssen immer cool bleiben! Es war einmal ein Rettungsstellenteam, das gemütlich Advent feiern wollte. Nüsse und Kuchen standen auf dem Tisch und die Kerzen am Adventskranz brannten. Es war bisher ein ruhiger Tag. Als man nun so nett beisammen saß, schrillte plötzlich das Martinshorn der Feuerwehr. Alle sprangen sofort auf und verließen den Pausenraum, um den ankommenden Notfall entgegenzunehmen.

Etwa eine Stunde später, nachdem der Notfall versorgt war, ging das Team zurück zum Pausenraum. Schon auf dem Flur roch es brenzlig. Und als man die Tür öffnete, quoll dicker Rauch aus dem Pausenraum. Der Adventskranz stand in Flammen. Kommentar eines Pflegers:»Advent, Advent, die Stube brennt.«

3.2   Einsatz in stationären Altenpflegeeinrichtungen

❯ *»Das Alter hat zwei große Vorteile: Die Zähne tun nicht mehr weh, und man hört nicht mehr all das dumme Zeug, das ringsum gesagt wird.«*
(George Bernard Shaw, 1856–1959, irischer Schriftsteller)

Altenpflegeschüler haben als Träger der praktischen Ausbildung entweder eine stationäre oder eine ambulante Einrichtung der Altenhilfe. Die Schüler, die einen Ausbildungsvertrag mit einer Sozialstation oder anderen ambulanten Einrichtung geschlossen haben, müssen während der Ausbildung auch einen Einsatz in der stationären Altenpflege absolvieren. Dazu zählen

Altenwohnheime, Seniorenresidenzen und Altenpflegeheime. Im weiteren Sinne gehören dazu auch die Kurzzeitpflege sowie teilstationäre Einrichtungen wie die Tages- oder Nachtpflege.

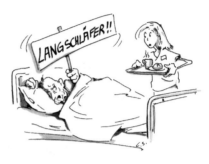

Ein Altenpflegeheim ist eine Einrichtung, in der Menschen leben, die sich aufgrund von physischen oder psychischen Einschränkungen zu Hause nicht mehr selbst versorgen können, sondern Pflege rund um die Uhr benötigen. Altenpflegeheime haben unterschiedliche Träger – staatliche Träger (in der Regel Gemeinde oder Kreis), freigemeinnützige Träger (kirchliche oder karitativ-soziale Organisationen) oder auch private Träger.

Das Altenpflegeheim ist in der Regel die letzte Wohnstätte der dort lebenden Menschen. Man spricht deshalb auch nicht von Patienten, sondern von Bewohnern. Der Tagesablauf sollte so individuell wie möglich für den einzelnen Menschen gestaltet werden – vom morgendlichen Aufstehen über das Einnehmen der Mahlzeiten bis hin zum Zubettgehen.

Dies ist jedoch aufgrund der derzeitigen Personalsituation kaum möglich. Laut Heimpersonalverordnung müssen 50% des Pflegepersonals ausgebildete Fachkräfte sein (examinierte Altenpflegerinnen bzw. Krankenschwestern). Diese übernehmen auch die Ausführung ärztlicher Verordnungen wie Verbandswechsel, Injektionen u. ä. Die direkte Pflege wird durch kostenfreie bis kostenpflichtige Angebote flankiert wie: Freizeitgruppen (Musik, Basteln, Gedächtnistraining), Spaziergänge, Krankengymnastik, therapeutische Angebote.

Praxistipp ─────────────────────────

Versuchen Sie, kleine Zeitfenster zu finden, in denen Sie der Individualität der Bewohner gerecht werden können.

3.2.1 Im Hospiz

Das Wort »Hospiz« kommt aus dem Lateinischen von hospitium »Herberge«. Heute versteht man darunter eine spezielle Pflegeeinrichtung, in der sterbende Menschen umfassend versorgt werden. Auch wenn die meisten Menschen lieber zu Hause sterben würden – etwa die Hälfte von ihnen sterben im Krankenhaus oder im Altenpflegeheim. Die Hospizbewegung, die sich in den 1960iger Jahren in England entwickelte, will deshalb eine Alternative bieten. Im Hospiz stehen der Kranke und seine Angehörigen im Zentrum, die Behandlung ist nicht mehr auf Heilung ausgerichtet, sondern auf Linderung der Symptome (Palliativpflege, lat. »pallium« – Deckmantel).

Das bedeutet, dass für Schmerzfreiheit gesorgt wird und die Medizin/Pflege sich nicht auf die Lebensverlängerung, sondern auf die Lebensqualität konzentrieren. Die medizinische und pflegerische Versorgung erfolgen sowohl durch ein interdisziplinäres Team als auch durch die Einbeziehung von ehrenamtlichen Begleitern.

Ein weiterer wichtiger Aspekt ist die Sterbe- und Trauerbegleitung. Nicht nur die Patienten, sondern auch die Angehörigen stehen im Zentrum der Aufmerksamkeit. Die Angehörigen werden bei der Trauerarbeit unterstützt.

Eine spezielle Form der Hospizbewegung sind die Kinderhospize. Dort werden unheilbar erkrankte Kinder und deren Eltern betreut. Die Idee zu dieser Bewegung entstand um 1980 in Großbritannien. Seit Ende der 90iger Jahre gibt es auch in Deutschland stationäre Kinderhospize sowie ambulante Einrichtungen. Die Eltern werden maximal in der Pflege des erkrankten Kindes unterstützt bzw. auch von der Pflege entlastet, damit sie die Zeit und Kraft haben, sich um die nichterkrankten Geschwisterkinder kümmern zu können.

3.3   Einsatz in Sozialstationen/ambulanten Pflegediensten

> »Wenn sich die Gäste wie zu Hause fühlen, benehmen Sie sich leider auch so.« (Danny Kaye 1913–1987, amerik. Schauspieler)

Altenpflegeschüler, die als Träger der praktischen Ausbildung eine stationäre Einrichtung gewählt haben, müssen auch einen Einsatz in der ambulanten Pflege nachweisen. Auch Schüler der Gesundheits- und Krankenpflege absolvieren eine bestimmte Stundenzahl in Sozialstationen bzw. ambulanten Kranken- und Altenpflegediensten. Sozialstationen sind Einrichtungen von Trägern der Freien Wohlfahrtspflege (Deutsches Rotes Kreuz, Diakonie,

Caritas). Gewerbliche Anbieter werden meistens unter dem Oberbegriff »ambulanter Pflegedienst« zusammengefasst.

Im Gegensatz zur stationären Pflege werden die Pflegebedürftigen zu Hause in der gewohnten Umgebung gepflegt. Folgende Leistungen werden unterschieden:

- Grundpflege bei Schwer- und Langzeitkranken jeden Alters
- Behandlungspflege nach ärztlicher Verordnung und Versorgung nach operativen Maßnahmen
- Hauswirtschaftliche Verrichtungen und Betreuungsdienste
- Beratung in allen Fragen zur Pflegeversicherung und zur Finanzierung der Leistungen
- Hilfe bei Anträgen
- Pflegeberatung, Pflegeanleitung und Gesprächskreise für pflegende Angehörige
- Seelsorgerische Begleitung (unter Umständen)
- Koordination bestimmter Leistungen wie: Essen auf Rädern, Fahrdienste u. ä.

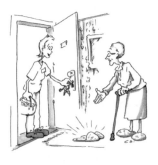

Wenn Sie in der ambulanten Pflege tätig sind, betreuen Sie meistens nacheinander mehrere Menschen täglich ein- bis zweimal. Häufig werden dabei nur Teilleistungen erbracht – in der Behandlungspflege etwa Verbände anlegen oder Insulin-Injektionen durchführen. Der pflegerische Hauptanteil wird von den Angehörigen geleistet.

⓵ Wichtig
Versuchen Sie, Angehörige stets mit in die Kommunikation einzubinden und achten Sie auf Anzeichen von physischer oder psychischer Überlastung.

Waren Sie bisher im Krankenhaus oder in der stationären Altenhilfe, wird Ihnen vieles improvisiert erscheinen und nicht nach den hygienischen Standards, die Sie verinnerlicht haben. Versuchen Sie sich auf die neuen Aspekte zu konzentrieren und lernen Sie Ihre Patienten in ihrem privaten Umfeld kennen. Das Arbeiten im ambulanten Sektor erfordert ein großes Maß an eigenverantwortlichem Handeln. Im Gegensatz zum Krankenhaus oder zum Altenpflegeheim haben Sie niemanden, den Sie sofort um Rat fragen können.

3.4   Einsatz in anderen Einrichtungen der Altenhilfe

> ❯ »*Heirate doch einen Archäologen! Je älter Du wirst, desto interessanter findet er dich.*« (Agatha Christie, 1890–1970, engl. Kriminalschriftstellerin)

»Ambulant vor stationär« ist ein häufiges Schlagwort. Angesichts des demographischen Wandels – Anstieg von Langlebigkeit und Hochaltrigkeit – muss über alternative Wohnkonzepte nachgedacht werden. Nutzen Sie die Zeit der Ausbildung und lernen Sie unterschiedliche Wohnformen in der Praxis kennen:

Betreutes Wohnen

Unter betreutem Wohnen kann sowohl das Leben in einer speziellen Wohnanlage für Senioren (sog. Service-Wohnen) als auch zu Hause in der eigenen Wohnung gemeint sein. Beiden Wohnformen gemeinsam ist der Anschluss an ein Notrufsystem sowie barriere- und altengerecht ausgestatteter Wohnraum.

Es gibt bestimmte Grundversorgungsangebote (z. B. pflegerische Erstversorgung bei Erkrankung), die als Pauschalpreis zzgl. der Mietkosten abgerechnet werden sowie »zukaufbare« Leistungen, wie z. B. der fahrbare Mittagstisch. Alte Menschen, die sich für diese Wohnform entscheiden, sind in der Regel noch rüstig.

Tagespflege

In Tagespflegestätten werden alte, häufig demenziell erkrankte Menschen stundenweise betreut. Die Betroffenen werden von ihren Angehörigen morgens in die Einrichtung gebracht und abends wieder abgeholt. Es finden angemessene Beschäftigungsangebote statt. Pflegekräfte kümmern sich um die Grund- und Behandlungspflege.

Setzen Sie Ihre theoretischen Kenntnisse in die Praxis um! Viele Schüler fragen sich, warum sie Lieder lernen oder gar basteln sollen. Nun haben Sie die Chance, eigenständig mit Gruppen zu arbeiten. Seien Sie kreativ!

Kurzzeitpflege

Die Kurzzeitpflege dient der Entlastung der pflegenden Angehörigen. Es werden die Kosten für eine stationäre Unterbringung in einem Altenpflegeheim bis zu 4 Wochen im Kalenderjahr übernommen. Die Kurzzeitpflege tritt beispielsweise beim Urlaub der Pflegeperson oder bei einer kurzzeitig erhöhten Pflegebedürftigkeit in Kraft. Die Pflegekasse kann im Einzelfall prüfen lassen, ob eine teilstationäre Pflege ausreichen würde.

Wohngemeinschaften für Menschen mit Demenz

Die meisten demenziell erkrankten Menschen können nicht mehr allein in ihrer Wohnung leben. Die Wohngemeinschaften bilden eine Alternative zum Altenpflegeheim. Es leben durchschnittlich vier bis acht demenziell erkrankte Menschen in einer entsprechend großen Wohnung, mit gemeinsamer Wohnküche und mehreren Toiletten bzw. Bädern. Die Möbel werden (teilweise) von zu Hause mitgebracht. Professionelle Betreuung erfolgt durch einen Pflegedienst.

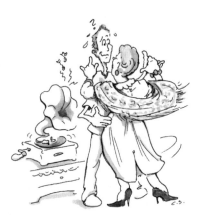

Als Pflegekraft können Sie in solchen Wohnformen so individuell pflegen wie nirgends sonst. Aufgrund der kleinen Gruppe und den familienartigen Strukturen lernen Sie die Bewohner sehr gut kennen und können auf die Besonderheiten des Einzelnen eingehen.

3.5 Nachtdienst

> *Schwester: So, jetzt nehmen wir unsere Tabletten – und dann werden wir schön schlafen! / Patient: Warum nehmen denn wir die Tabletten? / Schwester: Das sagte ich doch eben – damit wir schön schlafen! / Patient: Ja, ist denn das erlaubt? / Schwester: Was soll den daran nicht erlaubt sein? / Patient: Na, dass Sie jetzt ins Bett gehen! / Schwester: Ich gehe doch jetzt nicht ins Bett! Ich habe Nachtdienst! / Patient: Um Gottes Willen, dann können Sie doch keine Tablette nehmen. / Schwester: Wie kommen Sie denn darauf, dass ich eine Tablette nehmen will? / Patient: Nein, nicht eine Ganze, aber Sie wollten doch die Hälfte von meiner, und dann wollten wir schön schlafen. / Schwester: Sagen Sie, ist Ihnen*

nicht gut? Haben Sie Fieber? / Patient: Mir ist gut! Aber Sie sind doch hier rein-
gekommen und haben gesagt, dass wir jetzt unsere Tablette nehmen wollen.
Ich hätte Ihnen ja auch die Hälfte der Tablette abgegeben. Aber Sie haben ja
Nachtdienst. / Schwester: Das haben Sie vollkommen falsch verstanden. / Pati-
ent: Haben Sie denn keinen Nachtdienst? / Schwester: Natürlich habe ich Nacht-
dienst. Deshalb bringe ich ja die Tablette. Nehmen Sie jetzt die Tablette oder
nicht? / Patient: Wollen Sie denn nichts mehr abhaben? (Autor unbekannt)

Zum Ende des zweiten Jahres kommt der Nachtdienst auf Sie zu. In der
Kranken- und Kinderkrankenpflege sind 80–120 Stunden Nachtdienst vorgeschrieben, in der Altenpflege ist der Nachtdienst nicht im Gesetz verankert,
wird aber empfohlen. Ihre Schule wird zur Vorbereitung auf den Nachtdienst
eine extra Unterrichtseinheit gestalten und Ihnen Einweisung geben. Deshalb
sind hier nur einige Tipps aufgelistet:

- Viele Organisationen planen nur 3–4 Tage Nachtdienst hintereinander,
  weil eine kurze Nachtdienstspanne für Menschen, die im Drei-Schichten-
  Dienst arbeiten, gesundheitlich besser vertragen wird. Sie werden nicht
  völlig aus Ihrem Lebensrhythmus geworfen.
- Sie machen den Nachtdienst mit einer ausgebildeten Pflegekraft, zumindest gibt es eine Nachtwache, die Sie anrufen können und die nach Ihnen
  sieht.
- Bevor Sie in die Nacht gehen, machen Sie alles wie sonst auch. Bedenken Sie, Schlaf kann man nicht
  speichern, deshalb nutzt auch kein
  »Vorschlafen«. Nur sehr stressige
  oder anstrengende Tätigkeiten sollten Sie meiden, damit Sie nicht müde
  in den Nachtdienst gehen.
- Nehmen Sie sich eine Jacke mit,
  denn den meisten Menschen wird
  kalt, wenn sie müde werden.
- »Eulen« vertragen Nachtdienst besser als »Lerchen« (▶ Test im Anhang).
  Bei ihnen sinkt der Kreislauf nachts
  nicht so weit ab und sie schlafen am
  Tag besser. Richtige »Lerchen« kön-

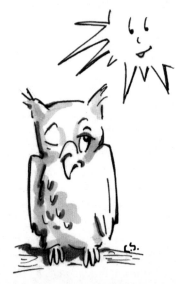

nen unter Nachtdienst sehr leiden und sollten sich überlegen, ob sie nicht später eine Stelle im Zwei-Schichten-Dienst annehmen.

— Nehmen Sie sich etwas Leichtes zu Essen mit, z. B. eine warme Suppe, Obst und etwas Süßes. Schwere Speisen machen müde.

Legen Sie sich nach dem Nachtdienst gleich ins Bett. Gönnen Sie sich höchstens noch ein kleines Frühstück. Stehen Sie wieder auf, wenn Sie aufwachen und sich ausgeschlafen fühlen, auch wenn Sie nur 3–4 Stunden geschlafen haben. Quälen Sie sich nicht damit, dass Sie unbedingt 8 Stunden schlafen sollten, um wieder in der Nacht fit zu sein. Manche Menschen schlafen nie mehr als 4–6 Stunden. Legen Sie sich lieber später am Tag noch einmal hin, wenn Sie wieder müde werden.

Das dritte Ausbildungsjahr

> »*Je mehr man schon weiß, desto mehr hat man noch zu lernen. Mit dem Wissen nimmt das Nichtwissen in dem gleichen Grade zu, oder vielmehr das Wissen des Nichtwissens.*« (Friedrich Schlegel, 1772–1929, dt. Philosoph)

Das Ende der Ausbildung und damit das Ziel all Ihrer Bemühungen ist jetzt in Sicht. Viele Schüler sagen im Nachhinein, das dritte Jahr vergehe wie im Fluge.

Sie werden jetzt in der Praxis in den Bereichen eingesetzt, die Ihnen zur vorgeschriebenen Ausbildung noch fehlen. Sie vervollständigen außerdem Ihre Nachtdienste. In der Gesundheits- und Krankenpflege/Kinderkrankenpflege ist es an vielen Schulen üblich, dass Sie sich noch einen Einsatzbereich wünschen dürfen, wenn Sie alle Pflichtteile absolviert haben. In den letzten Praxiswochen kommen Sie in den Bereich, im dem Sie auch Ihre praktische Prüfung ablegen werden.

In der Theorie beginnen spätestens in der zweiten Hälfte des dritten Jahres die Wiederholungen. Sie werden anhand von Fallbeispielen üben und die Dozenten werden Ihnen noch einmal die Schwerpunkte des jeweiligen Faches verdeutlichen.

4.1 Das Ziel »zieht«

> »*Das Ziel erreicht man mit dem letzten Schritt, alles andere ist Vorbereitung.*« (Bert Hellinger, Familientherapeut)

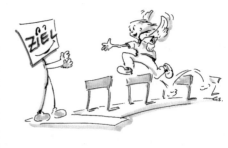

Ziele, die in einen überschaubaren Zeitabstand vorrücken, bewegen uns zur Handlung – sie motivieren uns. Man sagt auch »das Ziel zieht«. Diesen Effekt kennt jeder: Man weiß lange Zeit, dass man z. B. für eine Klausur lernen muss, aber erst 1–2 Tage vor der Klausur rückt diese Tatsache so ins Bewusstsein, dass andere sonst wichtigere Tätigkeiten verdrängt werden, man sich hinsetzt und lernt. Viele Menschen brauchen diesen Zeitdruck, um eine Auftragsarbeit fertig zu stellen oder für eine anstehende Prüfung zu lernen. Wer kennt nicht den Gedanken: » Das nächste Mal fange ich aber früher an.« Also sollten Sie, auch wenn Sie den Druck am Anfang des dritten Jahres noch nicht so spüren, frühzeitig mit dem Lernen und Wiederholen beginnen.

Das Problem: der Abwasch geht vor

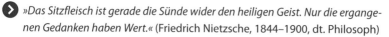 »Das Sitzfleisch ist gerade die Sünde wider den heiligen Geist. Nur die ergangenen Gedanken haben Wert.« (Friedrich Nietzsche, 1844–1900, dt. Philosoph)

Kennen Sie das auch? Sie möchten sich eigentlich hinsetzen und lernen; Sie haben es sich fest vorgenommen. Aber ach, die Blumen sehen so traurig aus und brauchen jetzt unbedingt noch Wasser und der Abwasch könnte auch noch schnell weg und der Schreibtisch sieht aus ... Sie räumen Ihre Wohnung auf, putzen oder tun anderes Wichtige und plötzlich sind schon wieder 2 Stunden um, und Sie haben noch immer nicht angefangen zu lernen.

Lernen aktiviert den Geist und erzeugt Unruhe im Körper. Bewegung dämpft diese Unruhe. So lässt es sich sehr gut im Gehen denken; der eigene Rhythmus beim Gehen und Atmen beflügelt den Geist. Die Peripathetiker (»Umherschlenderer«, Schüler des griechischen Philosophen Aristoteles) beispielsweise lernten und diskutierten ihre Philosophien im Auf- und Abgehen. Auch einige berühmte Dichter und Denker waren bekannt dafür, dass sie viel wanderten und dabei ihre Ideen entwickelten, z. B. Johann Wolfgang von Goethe, Friedrich Nietzsche oder Thomas Bernhard. Mittlerweile haben Forschungsergebnisse der Neuropsychologie diese Erfahrung bestätigt: Bewegung fördert das Behalten von Informationen und das kreative Denken.

Wenn Sie also Dinge auswendig lernen oder durchdenken müssen, machen Sie einen Spaziergang an der frischen Luft. Das ist viel angenehmer, als Zuhause am Schreibtisch zu sitzen.

Müssen Sie Lesen und Schreiben beim Lernen, dann sollten Sie dies immer am selben Ort und möglichst zur selben Zeit tun. Ihr Körper lässt sich hinsichtlich des Lernens konditionieren, d. h. Ihr Gehirn stellt sich auf Lernen ein, sobald die Zeit erreicht ist und es den Lernort wahrnimmt. Die Unruhe, etwas anderes tun zu müssen, tritt dann in den Hintergrund, sie entsteht jedoch, wenn Sie zur bestimmten Zeit Ihren Lernort nicht aufsuchen. Übertrieben gesagt zwingt Sie dann Ihr Körper sich in die Lernsituation zu begeben.

4.2   Prüfungsvorbereitung

> »Prüfungen sind deshalb so unerträglich, weil der größte Dummkopf mehr
> fragen kann, als der gescheiteste Mensch zu beantworten vermag.« (Charles
> Caleb Colton, 1780–1832, engl. Essayist)

Am besten Sie nehmen sich eine Übersicht aller prüfungsrelevanten Themen (z. B. das Curriculum oder das Inhaltsverzeichnis von Fachbüchern)
und tragen diese in einen Kalender ein, sodass eine zeitliche Lernabfolge bis
zum Prüfungstermin entsteht. Dies erspart es Ihnen, sich am Beginn jeder
Lernsequenz zu überlegen, was Sie als nächstens tun wollen. Es schützt Sie
zugleich davor, sich zu lange mit einem Thema zu beschäftigen und dann andere Themen nicht mehr zu schaffen. Immer wenn Sie für ein Thema nicht
so lange brauchen wie geplant, können Sie ein anderes, für das Sie mehr Zeit
gebraucht hätten, weiter vertiefen.

Ein weit verbreiteter Irrtum besteht darin zu denken, man hätte bereits
gelernt, wenn man etwas aufgeschrieben oder ein Buch durchgeblättert
hat. Es ist zwar durchaus richtig und wichtig, sich einen Überblick zu
verschaffen und das zu Lernende im größeren Kontext zu sehen, aber die
Details muss man trotzdem gezielt lernen. Dazu kann man sich der Kärtchentechnik bedienen und/oder sich in einer Lerngruppe gegenseitig abfragen.

Kärtchentechnik

Wahrscheinlich kennen Sie die Technik vom Vokabellernen. Sie ist alt, aber
bewährt. Auf der einen Seite der Karte steht einen Frage und auf der Rückseite die Antwort. Nicht nur Vokabeln, sondern jeder Lernstoff lässt sich
durch Fragen in kleine Lerneinheiten zerlegen. Schon das Kärtchenschreiben
fördert das Behalten, weil Sie sich anstrengen müssen, die richtigen Fragen
zu formulieren, ebenso durchdacht sein muss die Formulierung der Antwort
auf der Kartenrückseite, nämlich kurz und bündig.

Legen Sie die Kärtchen in einen Kasten und gehen Sie diese nacheinander
durch. Jedes Kärtchen, das Sie richtig beantworten, nehmen Sie heraus; die
Kärtchen, die Sie nicht beantworten können, packen Sie ans Ende des Päckchens. Ganz nebenbei gewöhnen Sie sich an, auf Fragen kurz und bündig zu
antworten.

4.2 · Prüfungsvorbereitung

Lerngruppe

Die Lerngruppe wird allgemein empfohlen. Eine Lerngruppe ist dann besonders effektiv, wenn alle Mitglieder
sich vor dem Treffen schon mit dem
zu bearbeitenden Thema beschäftigt
haben und dann das Thema gemeinsam durchsprechen. Indem Sie sich
gegenseitig etwas erklären und Worte

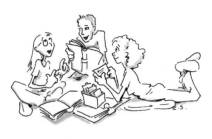

dafür finden, verstärken sich Verständnis und Behalten. Befleißigen Sie sich
der Fachsprache. Es macht einen besseren Eindruck und die Fremdworte
aktivieren im Gehirn die speziellen assoziativen Zusammenhänge.

Jüngere Schüler haben oftmals die Tendenz, zu Beginn der Lerngruppe
über diverse private Themen zu plaudern und damit Zeit »zu vertrödeln«.
Ehe man sich versieht, ist die Zeit vergangen, man muss gehen und hat wenig
geschafft. Versuchen Sie es anders herum: Fangen Sie gleich mit der Arbeit
an und plaudern Sie danach. Man kann sich disziplinieren, indem »Strafar-
beiten« eingeführt werden, z. B. wer in den ersten 2 Stunden abschweift, muss
das nächste Mal Kuchen oder Tee mitbringen.

In der Bibliothek lernen

Mancher kann nicht Zuhause lernen, er wird ständig abgelenkt. Dagegen ist
das Lernen in der Bibliothek ein gutes Mittel. Jede größere Bibliothek hat Ar-
beitsplätze. Manchmal muss man sich allerdings dazu anmelden. Das Lernen
hier hat den Vorteil, dass alles ruhig ist, das Handy muss ausgeschaltet sein,
Sie haben alle Bücher und Zeitschriften zur Verfügung und die Konzentra-
tion der anderen Arbeiter wirkt ansteckend.

4.2.1 Wenn der Kopf »platzt«

 *»Seien Sie vorsichtig mit Gesundheitsbüchern – Sie können an einem Druck-
fehler sterben.«* (Mark Twain 1835–1910, amerik. Schriftsteller)

Im Prüfungsstress hat man oft das Gefühl, der Kopf reicht nicht und bräuchte
noch einen Anbau, um so viele Fakten unterzubringen.

Lern- und Gedächtnishilfen

Lernen heißt nicht nur »einbimsen«, sondern auch wieder abrufen können. Das Ziel aller Lern- und Gedächtnishilfen ist es, im Kopf eine bestimmte »Ordnung« zu schaffen, um den Zugang zum Gelernten wiederzufinden und es bei Bedarf abrufen zu können. Wir brauchen also sozusagen ein Inhaltsverzeichnis. Dieses Inhaltsverzeichnis kann je nach Lerntyp unterschiedlich aussehen. Aber immer gilt die Regel, je ausgefallener und ungewöhnlicher es gestaltet ist, desto besser kann man es behalten. Es eignen sich witzige, absurde oder gruselige Zeichnungen, Geschichten oder Reime, aber auch Musikstücke und Bewegungen. Sie müssen etwas Bemerkenswertes, Auffälliges kreieren, damit Sie es auch noch unter der gedächtnishemmenden Wirkung von Stress (Adrenalin) in der Prüfungssituation erinnern können. Nebenbei verstärken die Anstrengungen, den Stoff z. B. in einer Geschichte unterzubringen, die Gedächtnisspur im Gehirn.

Und noch ein wichtiger Rat: Schlafen Sie unbedingt zwischen den einzelnen Lerneinheiten. Ihr Gehirn muss sich wieder beruhigen und das Gelernte abspeichern; das geht nur im Schlaf. Wenn man 16 Stunden hintereinander lernt, bleibt weniger hängen, als wenn sie 4 Stunden lernen, schlafen, 4 Stunden lernen, usw.

Eselsbrücken

Eselsbrücken sind nicht etwas für dumme Menschen – ganz im Gegenteil –, der kluge Lerner schafft sich solche Erinnerungshilfen, um Begriffe im Kopf behalten oder um Sachverhalte eindeutig zuordnen zu können.

❯ Beispiel

Aus der Krankheitslehre: Bei der Rechtsherzschwäche staut sich das Blut vor dem Herzen in den Körper zurück und verursacht Wasseransammlungen im Körper. Bei der Linksherzschwäche hingegen staut sich das Blut zurück in den Lungenkreislauf und verursacht in der Lunge Wasseransammlung (Lungenödem). Wie kann man sich das nun merken?

Ein Vorschlag: Links wie Linksherzschwäche staut in Lunge.

Aus der Anatomie: die Reihenfolge der Herzklappen, mit dem Blutstrom, beginnend im rechten Vorhof.

Ein Vorschlag: Täglich–pulsiert–meine–Aorta/Tricuspidalis–Pulmonalis–Mitralis–Aortalis

Kuriose Sätze und Geschichten

Gehirnakrobaten, die sich tausende von Einzelheiten in kurzer Zeit merken und diese auch wieder abrufen können, haben oft ein individuelles System entwickelt, die Details zu witzigen oder ungewöhnlichen Geschichten zu verknüpfen. Vielleicht haben Sie das früher auch beim Memory-Spiel so gemacht, um sich eine Kärtchenfolge zu merken, etwa: »Die Taube sitzt bei der Frau auf dem Apfel und der mosaikartige Schnabel hält eine Tanne«.

Zeichnungen und Diagramme

Zeichnungen und Diagramme nutzt man in der Regel, um sich Zusammenhänge zu verdeutlichen. Schon allein das Erstellen einer Zeichnung oder eines Diagramms führt zu einer tieferen Verarbeitung im Gehirn. Denn Sie müssen sich intensiv mit dem Stoff beschäftigen, um das Wesentliche herauszufiltern; das fördert das Behalten. Außerdem lässt sich die bildliche Darstellung als kurze, konzentrierte Information besser abrufen.

Bewegungen zu bestimmten Inhalten

Wenn Sie sich einen Sachverhalt nicht merken können, können Sie sich auch eine (Hand-)Bewegung dazu ausdenken. Jeder zusätzliche Sinneskanal, den das Gehirn nutzen kann, fördert das Behalten.

Um anatomisches Wissen zu verinnerlichen, kann es auch günstig sein, die entsprechende Stelle am eigenen Körper aufzusuchen und abzutasten.

Praxistipp

Lernen Sie in kleinen Abschnitten, die Sie noch am selben Tag wiederholen, z. B. indem Sie Fragenkärtchen schreiben.

- Nicht nur Lesen und Aufschreiben, sondern auch Weglegen und aus dem Gedächtnis wieder aufrufen, z. B. mit Fragenkärtchen.
- Fragenkärtchen überall hin mitnehmen, etwa in die U-Bahn oder in den Bus. Es gibt immer Wartezeiten, die zum Lernen genutzt werden können. Wiederholung stärkt die Erinnerung.
- Für Begriffe, die man schlecht oder gar nicht behält, eignen sich Eselsbrücken.
- Mindmaps und Gliederungen zu einem Thema aufstellen, um eine Struktur erkennen zu können, die sich leichter merken lässt als die vielen Einzelteile und zudem Rückschlüsse auf Zusammenhänge gibt.

▼

▬ Sie können die Erinnerung unterstützen, indem Sie immer beim Lernen einen bestimmten Duft am Schreibtisch haben und im Blickfeld ein kleines, handliches Maskottchen, das mit diesem Duft versehen wurde. Zur Prüfung nehmen Sie dann das Maskottchen mit. Sie nehmen damit sozusagen ein Stück Ihres Lernortes mit, dass hilft Ihrem Gehirn, sich an die Dinge zu erinnern, die Sie an diesem Ort gelernt haben.

Schlafen Sie regelmäßig zwischen den Lernphasen, damit ihr Gehirn sich beruhigt und das Gelernte abspeichern kann.

4.3   Prüfungsangst und Stressbewältigung

▶ *»In einem Kühlhaus in Chicago waren drei Männer aus Versehen eingeschlossen worden. Niemand hörte ihre Hilferufe. Die Männer wussten, in drei Stunden würden die Kühlaggregate zu arbeiten beginnen. Da sie keine Schutzanzüge trugen, sondern nur leichte Sommerkleidung, war ihre Überlebenschance gleich Null. Am nächsten Morgen fand man die drei. Sie waren tot und zeigten alle Merkmale von Erfrierungen. Das Erstaunliche dabei war allerdings: die Kühlaggregate waren wegen eines Defekts an diesem Tag außer Betrieb – die Männer waren also an der Angst vor dem Erfrieren gestorben.«* (unbekannter Autor)

Bitte denken Sie nicht, dass ein Lehrer Ihnen gegenüber in der Prüfung negativ eingestellt wäre. Prüfer sind keine Monster, und quälen auch niemanden gern. In der Regel sind sie zufrieden, wenn der Schüler schnell und einigermaßen richtig antwortet, denn Prüfen ist anstrengend. Der Prüfer hat fast alles, was gesagt wird schon x-mal gehört, deshalb möchte er das Ganze schnell und reibungslos über die Bühne bringen.

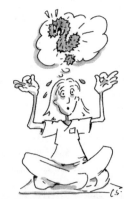

Ein Patentrezept gegen Prüfungsangst gibt es leider nicht. Die Situation ist eher so, dass fast jeder das Problem hat, einer die Angst jedoch besser in den Griff bekommt, ein anderer hingegen schlechter. Nur auf wenige Menschen wirkt Prüfungsstress positiv und denkanregend.

Die Allgemeine-Angst-Auskunft.de (**http://www.angst-auskunft.de**) schlägt Folgendes vor:

- Sich optimal aufregen und die Angst zum Verbündeten machen.
  - Mäßige Aufregung aktiviert.
  - Zuviel Aufregung verringert aber die Flexibilität, d. h. man kann nicht gut nachdenken.
- Das eigene Selbstwertgefühl stärken.
  - Prüfungen sind kein Angriff auf das Leben, sondern nur eine Leistungskontrolle. Angst zu haben, wie vor einem wilden Tiger in freier Wildbahn, ist unangemessen.
  - Ich schaffe das, ich habe schon ganz andere Situationen gemeistert.
- Verantwortung für das Prüfungsergebnis vernünftig verteilen.
  - Prüfungsergebnisse hängen von vielen Faktoren ab, nicht nur vom Prüfling, sondern auch vom Prüfer und seiner Tagesform, Sympathien, den Rahmenbedingungen usw.
- »Katastrophen« zu Ende phantasieren.
  - Die Welt wird bei einer schlechten Zensur nicht zusammenbrechen. Selbst bei einem «Ungenügend» gibt es noch eine zweite Chance.
  - Es gibt keine Misserfolge, sondern nur nützliche Erfahrungen.
- Sich positiv programmieren und Energie vernünftig einsetzen:
  - Sich selbst erfüllende Prophezeiungen nutzen und sich einen guten Erfolg voraussagen.
  - Ängste durch »Schwarzmalen« verschwenden zu viel Energie. Es ist besser, die Ängste als gespannte Vorfreunde zu interpretieren.
- Perspektiven verändern
  - Fakten sind normal (Ich habe morgen Prüfung), »Bedeutung« macht Angst (Ich werde die Prüfung morgen nicht bestehen).
  - Prüfung nicht als Bedrohung, sondern als Chance begreifen.
- Arbeitstechniken optimieren und realistische Ziele setzen.
  - Sich günstige Lernbedingungen schaffen und gut vorbereitet sein.

Es sei noch darauf hingewiesen, dass Phobien (extreme Angstzustände) behandelt werden, indem der Patient mit dem Angstgegenstand konfrontiert wird. Das gilt auch für Prüfungsangst. Stellen Sie sich die Prüfungssituation immer wieder detailliert vor:

- den Weg zur Prüfung,
- das Warten vor der Tür, ggf. auch den Weg mehrmals vorher abgehen,

— das Prüfungszimmer (wenn vorher möglich anschauen),
— die Prüfer (wenn möglich mit ihnen sprechen bzw. im Unterricht auf Fragen antworten),
— im Rollenspiel mit Freunden die Prüfungssituation simulieren,
— in der Entspannung Bilder vor dem inneren Auge ablaufen lassen, dabei aufkommende Angst mit positiven Gedanken von der bestandenen Prüfung begegnen.

4.4   Hinweise zum Prüfungsablauf

 »Heute ist der Tag, vor dem ich gestern Angst hatte.« (chinesischer Sinnspruch)

Die Prüfung besteht aus drei Teilen: praktisch, mündlich und schriftlich. Den Abschluss der Prüfungen bildet immer die mündliche Prüfung. Es variiert, ob mit der schriftlichen oder der praktischen Prüfung begonnen wird.

Zu Beginn jedes Prüfungsteils müssen Sie bestätigen, dass Sie sich gesundheitlich in der Lage fühlen die Prüfung durchzuführen. Sollten Sie während (oder vor) der Staatsprüfung erkranken, muss ein Arzt am Prüfungstag die Diagnose stellen und ein Prüfungsunfähigkeitsattest ausfüllen, das dem Prüfungsvorsitzenden vorzulegen ist.

4.4.1   Prüfungsanmeldung

Die Prüfungstermine sollen von der Schule oder zuständigen Behörde nicht länger als 3 Monate vor Ausbildungsende angesetzt werden. Sie werden nur auf Antrag zur Staatsprüfung durch die in Ihrem Bundesland zuständige Behörde zugelassen. Dieser Antrag wird über die Schule an die Behörde gerichtet. Die Schule muss dem Zulassungsantrag jedes Schülers eine Lehrgangsbescheinigung sowie eventuell vorhandene Ausbildungsverkürzungsbescheinigungen beifügen. In dieser Lehrgangsbescheinigung wird eine erfolgreiche Ausbildungsteilnahme ohne Überschreiten der »erlaubten Fehlzeiten« bestätigt.

Damit alle Daten für die Zeugnisse richtig sind, müssen Sie, soweit Sie dies noch nicht bei Ausbildungsantritt getan haben, einen Nachweis Ihres Namens vorlegen, also Geburtsurkunde, Ehe- oder Scheidungsurkunde.

Zur praktischen Prüfung muss Ihr Praxisordner vollständig sein, d. h. alle Beurteilungen, Wochenberichte, Stundennachweise und Praxisanleitungen müssen unterschrieben und abgestempelt vorliegen. Auch alle Jahresberichte sollten vorliegen.

Die Schule unterrichtet außerdem die Behörde über alle geplanten Prüfungstermine. Grundsätzlich kann bei jedem Prüfungsteil ein Vertreter der zuständigen Behörde erscheinen. Meist geschieht dies aber nur zum Prüfungsabschluss. Bei der mündlichen Prüfung muss ein Behördenvertreter anwesend sein, um die abschließenden Noten zu verkünden und ggf. Nachprüfungsmodalitäten festzulegen.

4.4.2 Die schriftlichen Prüfungen

Die Prüfungsaufgaben werden vom Vorsitzenden des Prüfungsausschusses auf Vorschlag der Schule ausgewählt. Dazu gibt es zwei verschiedene Verfahren.

- In einigen Bundesländern gibt es Zentralprüfungen, d. h. die Schulen können jederzeit Prüfungsfragen an das zuständige Amt schicken. Diese werden dann in einen Fragenpool aufgenommen. Mitarbeiter des Amtes stellen anschließend Fragen aus diesem Pool zu einer Klausur zusammen. Alle Schüler schreiben in diesem Bundesland die gleiche Arbeit, zur selben Zeit.
- In anderen Bundesländern sind die Prüfungen dezentral organisiert. Die Schule erstellt für jedes Lernfeld zwei Klausuren und schickt diese an das zuständige Amt. Das Amt wählt dann eine Klausur davon aus. Die Arbeiten werden an den verschiedenen Schulen zu unterschiedlichen Zeitpunkten geschrieben.

Die schriftliche Prüfung beginnt mit Aufbrechen des versiegelten Umschlags, der die vom Amt ausgewählten Aufgaben enthält. Dies geschieht vor der Klasse oder in Anwesenheit eines Klassenvertreters.

Die Aufgabenzettel werden verteilt. Sie haben insgesamt 120 Minuten Zeit die Aufgaben zu lösen. Das Papier, auf dem Sie schreiben, muss den Schulstempel tragen. Am Ende müssen Sie alle Blätter, auch die Schmierzettel, abgeben. In der Regel ist ein Duden als Hilfsmittel erlaubt.

Die Aufgaben bestehen immer aus einem Fallbeispiel, zu dem Fragen gestellt werden. In vielen Schulen sind die so genannten W-Fragen verpönt.

Fragen wie: »Welche Mittel können Sie zur Hautreinigung verwenden?« oder »Wie würden Sie jemanden mit Halbseitenlähmung lagern?« werden so nicht mehr gestellt. Stattdessen werden Fragearten bevorzugt, die den Schüler weniger einengen und eine breitere Antwort ermöglichen. Übliche Frageanfänge in Klausuren, aber auch in den Fragen der mündlichen Prüfung (► Anhang), sind:

- »**Nennen Sie** Präparate für die Hautreinigung«. Dies ist die niedrigste Stufe der Wissensabfrage, hier sollen Sie wirklich nur aufzählen, z. B. waschaktive Substanzen, Ölbäder, Seife.
- »**Beschreiben Sie** die Anwendung von Ölbädern bei trockener Haut«: Sie sollen einen Sachverhalt nicht nur nennen, sondern in Einzelheiten darstellen, z. B. dass Sie die Haut nach dem Bad abtupfen.
- »**Erklären Sie** oder **erläutern Sie**«: Sie sollen die Ursachen oder tieferen Zusammenhänge eines Sachverhaltes darstellen, z. B. dass Sie die Haut nach einem Ölbad abtupfen, weil Sie sonst das Öl von der Haut wieder abwischen und damit der gewollte Hautpflegeeffekt nicht eintritt.
- »**Diskutieren Sie**«: Sie sollen Vor- und Nachteile eines Sachverhalts darstellen, z. B. welche Vor- und Nachteile gibt es bei der Verwendung von Seife und Wasser ohne Zusätze zur Körperpflege, z. B. Seife beseitigt sichtbaren Schmutz und Körpergeruch, aber sie zerstört den natürlichen Hautschutzfilm und fördert bei häufiger Anwendung die Pilzbildung. Wasser ohne Zusätze hingegen ist hautschonender, belässt den natürlichen Hautschutzfilm, eignet sich aber schlecht bei fettigem Schmutz und starken Gerüchen.
- Es gibt auch Kombinationen, wie: »Nennen Sie Hautpflegemittel und wählen Sie eines für den Patienten im Fallbeispiel aus. Begründen Sie Ihre Auswahl!«

Die schriftliche Prüfung findet an drei Tagen statt. Jede Arbeit wird unabhängig von zwei Fachprüfern bewertet. Für die endgültige Note auf dem Abschlusszeugnis werden die Noten aller drei Arbeiten zusammengezogen und das Mittel daraus gebildet.

Besonderheiten in der Altenpflege

In der Altenpflege wird die Klausurnote noch mit der Vornote (Durchschnitt aus den drei Jahreszeugnissen) in dem jeweiligen Lernfeld verrechnet. Sie geht zu einem Viertel in die Gesamtnote ein. Die Prüfung gilt als bestanden, wenn insgesamt in diesem Prüfungsteil die Note 4 erreicht wird.

Prüfungsrelevante Lernfelder

- Lernfeld 1.1: Theoretische Grundlagen in das altenpflegerische Handeln einbeziehen Lernfeld 1.2: Pflege alter Menschen planen, durchführen, dokumentieren und evaluieren
- Lernfeld 1.3: Alte Menschen personen- und situationsbezogen pflegen
- Lernfeld 1.5: Bei der medizinischen Diagnostik und Therapie mitwirken
- Lernfeld 2.1: Lebenswelten und soziale Netzwerke alter Menschen beim altenpflegerischen Handeln berücksichtigen

Besonderheiten in der Gesundheits-, Kranken- und Kinderkrankenpflege

Die Prüfung gilt als bestanden, wenn in jeder Klausur mindestens die Note 4 erreicht wurde.

Prüfungsrelevante Lernfelder in der Gesundheits- und Krankenpflege/Kinderkrankenpflege

- Lernfeld 1: Pflegesituation bei Menschen aller Altersgruppen erkennen, erfassen und bewerten
- Lernfeld 2: Pflegemaßnahmen auswählen, durchführen und auswerten
- Lernfeld 6: Pflegehandeln an pflegewissenschaftlichen Erkenntnissen ausrichten
- Lernfeld 7: Pflegehandeln an Qualitätskriterien, rechtlichen Rahmenbedingungen sowie wirtschaftlichen und ökologischen Prinzipien ausrichten

4.4.3 Die praktische Prüfung

Die praktischen Prüfungen sind Einzelprüfungen und werden von mindestens zwei Fachprüfern abgenommen. Ein Vertreter der Praxiseinrichtung kann hinzugezogen werden. Das ist in der Regel der Praxisanleiter. Er hat beratende Funktion, z. B. darüber, welche Arbeitsweisen in der Einrichtung üblich sind. Sie können ihn bei Arbeiten, die zwei Personen erfordern, um Hilfe bitten (z. B. bei Lagerung, Transfer oder schwierigen Verbänden).

Einer der beiden Fachprüfer schreibt während des gesamten Prüfungsverlaufs Protokoll. Lassen Sie sich davon nicht irritieren, er schreibt *alles* auf, nicht etwa nur Fehler.

Der Prüfungsvorsitzende (vom Amt) kann grundsätzlich auch zu jeder Prüfung kommen, aber das geschieht selten. Er beschränkt sich meist auf die mündlichen Prüfungen.

Die praktische Prüfung *kann* an zwei aufeinanderfolgenden Werktagen stattfinden. Zuerst müssen Sie eine Pflegeplanung erstellen. Dies erfolgt meist am 1. Tag. Für welchen Patienten oder Bewohner Sie die Planung zu erstellen haben, erfahren Sie erst am Prüfungstag. Es sollte aber so sein, dass Sie diese Patienten/Bewohner kennen und auch bereits versorgt haben. Die Pflegeplanung kann in der Schule oder im Arbeitsbereich geschrieben werden. Hilfsmittel, außer der Akte (natürlich ohne die bereits vorhandene Pflegeplanung der Einrichtung), dürfen nicht verwendet werden. Es kann auch sein, dass Sie zusätzlich einen zeitlichen Ablaufplan für Ihre praktische Arbeit am Patienten erstellen müssen.

Die praktische Arbeit beginnt mit einer kurzen Vorstellung des zu versorgenden Patienten/Bewohners und einer Beschreibung des geplanten Ablaufs – meist am 2. Tag.

Die Prüfer können während der pflegerischen Verrichtungen Ihre Pflegehandlungen theoretisch hinterfragen. Viele tun dies jedoch erst im Anschluss an die Patientenversorgung, damit Sie sich ganz auf Ihre Arbeit konzentrieren können.

Zum Abschluss müssen Sie sich selbst einschätzen: Was lief gut? Was war nicht so gut? Was würde ich das nächste Mal anders machen? Die Selbsteinschätzung ist Teil der Bewertung, also bitte keine wahllosen Selbstbeschuldigungen, sondern eine realistische Reflexion.

Ob Sie gleich im Anschluss Ihre *vorläufige* Note erfahren, hängt von Ihrer Schule ab. Die endgültige Note legt der Prüfungsvorsitzende immer erst am Tag der mündlichen Prüfung fest.

Praxistipp ─────────────────────────────

Für die praktische Prüfung:

- Achten Sie gut darauf, welche Patienten/Bewohner Sie in den 3–4 Wochen vor der Prüfung immer wieder versorgen sollen. Denn daraus werden bis zu vier Patienten/Bewohner zur Prüfung ausgewählt.
- Informieren Sie sich besonders gut über Erkrankungen, Therapie, Medikamente, Anamnese und Biografie der Patienten/Bewohner, die Sie in Ihrem letzten Praxiseinsatz betreuen.

▼

- Schauen Sie sich die Dokumentation noch einmal genau an: Wissen Sie, wo alles steht und wo es eingetragen werden muss?
- Lesen Sie noch einmal nach, welche hygienischen Standards einzuhalten sind:
    - Wann trage ich Handschuhe? Wann muss ich mir die Hände desinfizieren, wann waschen?
    - Was beinhaltet steriles Arbeiten? Wann muss ich steril arbeiten?
    - Was wurde in der Schule gelehrt und was läuft im Alltag in der Praxis anders? Welche Begründungen gibt es dafür?
- Schauen Sie am Tag vor der Prüfung nach, ob alle Materialien, die Sie benötigen, vorliegen; wenn im Prüfungsstress unvorhergesehen etwas fehlt, wird die Aufregung noch größer. Am besten ordnen Sie Ihren Pflegewagen am Vortag und versehen ihn mit einer Notiz: »Bitte für die Prüfung so belassen!«
- Versuchen Sie nicht etwas radikal anders zu tun als sonst. Meist misslingt dies, weil das Gehirn bei Aufregung auf bewährte Routine schaltet.
- Versuchen Sie bei der Arbeit am Patienten/Bewohner die Prüfer zu vergessen und konzentrieren Sie sich ganz auf Ihre Arbeit und die Kommunikation mit dem Patienten/Bewohner.
- Wenn Ihnen bewusst ein Fehler unterläuft, halten Sie inne! Überlegen Sie, was schief gelaufen ist, formulieren Sie Fehler und neues Handeln gegenüber Ihren Prüfern. Machen Sie erst dann weiter.

Spannen Sie Ihren Praxisanleiter nicht unnötig ein. Was man allein tun kann, sollte man auch allein tun. Die eigene Arbeitsorganisation wird bewertet.

Besonderheiten in der Altenpflege

Die Aufgabe beinhaltet die umfassende Betreuung eines alten Menschen einschließlich Begleitung, Beratung und Betreuung. Sie bezieht sich auf die Lernbereiche 1 »Aufgaben und Konzepte in der Altenpflege« und 2 »Unterstützung alter Menschen bei der Lebensgestaltung«. Die Dauer der Pflege am Patienten/Bewohner soll 90 Minuten nicht überschreiten. Für Planung, theoretische Nachfragen und Reflexion gibt es keine Zeitvorgabe.

Auch hier wird die Vornote (Durchschnitt aus der praktischen Note der drei Jahreszeugnisse) zu einem Viertel berücksichtigt. Sie haben die Prüfung bestanden, wenn Sie mindestens die Note 4 erreichen.

Besonderheiten in der Gesundheits-, Kranken- und Kinderkranken-pflege

Von den Fachprüfern werden in Absprache mit der Einrichtung Patienten für die Prüfung ausgewählt, sie müssen der Teilnahme zustimmen.

Es wird die Arbeit an einer Patientengruppe von höchstens vier Patienten im Fachgebiet eines Differenzierungsbereichs beurteilt (Krankenpflege: Innere Medizin, Chirurgie oder Psychiatrie/Kinderkrankenpflege: Pädiatrie, Neonatologie, Kinderchirurgie, Neuropädiatrie, Kinder- und Jugendpsychiatrie.

Die Prüfung soll innerhalb von insgesamt 6 Stunden abgeschlossen sein und prozessorientierte Pflege (nach Pflegeplan), Dokumentation und Übergabe zum Inhalt haben. Sie kann an 1 oder 2 Tagen stattfinden.

Die Prüfung gilt als bestanden, wenn Sie mindestens die Note 4 erreichen.

4.4.4 Die mündliche Prüfung

Den Abschluss bildet die mündliche Prüfung. Hieran nimmt immer ein Vertreter des zuständigen Amtes, die Prüfungsvorsitzende, teil. Sie überwacht den regulären Prüfungsablauf, prüft die Unterlagen und verkündet die offiziellen Noten. Sie kann auch in der Prüfung Fragen stellen.

Sie müssen Ihre Prüfungsfragen aus einem Umschlag ziehen. Ob Sie dann eine Vorbereitungszeit erhalten, ist je nach Bundesland unterschiedlich. In Berlin erhalten z. B. die Altenpflegeschüler 10 Minuten pro Lernbereich, also insgesamt 30 Minuten, und dürfen auch für das Lernfeld 3.1 ein Gesetzbuch einsehen.

In der Regel wird anhand von Fallbeispielen geprüft. Dabei kann es sein, dass Sie zu jedem Lernbereich ein anderes Fallbeispiel erhalten oder die Fallbeispiele sind so konstruiert, dass alles an einem Beispiel abgehandelt wird (▶ Beispiel im Anhang).

Die Prüfung kann als Einzel- oder Gruppenprüfung durchgeführt werden. Die Gruppe soll nicht mehr als vier Schüler umfassen.

Es gibt verschiedene Verfahren für die mündliche Prüfung, hier zwei Beispiele:

- Alle Prüfer sitzen in einem Raum. Sie werden hereingebeten und hintereinander in allen drei Lernbereichen geprüft. Es kann sein, dass Sie sich aussuchen dürfen, in welcher Reihenfolge Sie die Fragen beantworten.

- Es sitzen immer nur zwei Prüfer, die einen Lernbereich prüfen, in einem Raum. Die Schüler »wandern« von einem Prüfungsraum zum nächsten und werden nacheinander zu den Themen geprüft.

Besonderheiten in der Altenpflege

Die Prüfung dauert in jedem Lernbereich nicht länger als 10 Minuten, also insgesamt nicht länger als 30 Minuten.

Der Prüfungsvorsitzende bildet aus den drei Prüfungsbereichen eine Note und auch im mündlichen Prüfungsteil wird eine Vornote für die Lernbereiche zu einem Viertel berücksichtigt.

Prüfungsrelevante Lernfelder in der Altenpflege

- Lernfeld 1.3: Alte Menschen personen- und situationsbezogen pflegen
- Lernfeld 3.1: Institutionelle und rechtliche Rahmenbedingungen beim altenpflegerischen Handeln berücksichtigen
- Lernfeld 4.1: Berufliches Selbstverständnis entwickeln
- Lernfeld 4.3: Mit Krisen und schwierigen sozialen Situationen umgehen

Besonderheiten in der Gesundheits-, Kranken- und Kinderkrankenpflege

Für jeden Themenbereich wird die Prüfung von mindestens zwei Fachprüfern abgenommen und bewertet. Der 3. Lernbereich wird von einem Arzt geprüft.

In jedem der drei Prüfungsbereiche soll die Prüfungszeit mindestens 10 Minuten betragen, aber nicht mehr als 15 Minuten. Insgesamt kann die Prüfung also zwischen 30 und 45 Minuten dauern.

Aus den Noten der drei Themenbereiche bildet der Prüfungsvorsitzende die mündliche Gesamtnote. Die Prüfung gilt als bestanden, wenn Sie mindestens die Note 4 erreicht haben.

Prüfungsrelevante Lernfelder in der Gesundheits-, Kranken- und Kinderkrankenpflege:

- Lernfeld 2: In Gruppen und Teams zusammenarbeiten
- Lernfeld 3: Unterstützung, Beratung und Anleitung in gesundheits- und pflegerelevanten Fragen fachkundig gewährleisten
- Lernfeld 10: Berufliches Selbstverständnis entwickeln und lernen, berufliche Anforderungen zu bewältigen
- Lernfeld 8: Bei der medizinischen Diagnostik und Therapie mitwirken

Am Ende der mündlichen Prüfung erfahren Sie Ihre Gesamtnote.

Sie müssen jetzt noch die Erlaubnis zur Führung der Berufsbezeichnung beantragen. Dazu müssen Sie das Abschlusszeugnis (beglaubigte Kopie) zusammen mit einem polizeilichen Führungszeugnis bei der Behörde einreichen. Es dauert in der Regel 4–6 Wochen, bis Sie Ihre Urkunde zugestellt bekommen.

4.4.5 Durchgefallen und Nachprüfung

 »Wer zu spät kommt, den bestraft das Leben.«
(Michail Gorbatschow, russ. Politiker)

Durch eine Prüfung zu fallen, ist zwar unangenehm und lästig, aber die Welt geht deshalb nicht unter. Fast alle schaffen es im zweiten Anlauf. Der nach Erfahrung der Autorinnen häufigste Grund für das Durchfallen bei einer Prüfung ist die zu späte Einsicht der Schüler, dass sie doch ernsthaft hätten lernen müssen. Dazu hat man vor einer Nachprüfung dann Gelegenheit.

Sollte es so sein, dass Sie vor lauter Prüfungsangst einen sog. »Blackout« hatten, wäre professionelle Hilfe bei einem Psychologen anzuraten. Das ist keine Schande und Sie sind auch nicht krank. Sie müssen nur lernen, besser mit dem Adrenalinschock umzugehen, den Ihnen Ihr Körper vor Aufregung verpasst. Ob Sie zu dieser Gruppe gehören, erkennen Sie daran, dass Sie sonst in der Ausbildung gute Noten hatten.

In der **Gesundheits-, Kranken- und Kinderkrankenpflege** kann jede Aufsichtsarbeit, jeder Themenbereich der mündlichen Prüfung sowie die praktische Prüfung einmal wiederholt werden.

Müssen Sie die praktische Prüfung oder alle Teile der mündlichen/ schriftlichen Prüfung wiederholen, so können Sie nur wieder zugelassen werden, wenn Sie weiteren Unterricht hatten. Dauer und Inhalt des Unterrichts bestimmt der Prüfungsvorsitzende in Absprache mit den Fachprüfern. Die Nachprüfung muss innerhalb von 12 Monaten abgeschlossen sein.

In der **Altenpflege** kann jeder Prüfungsteil – schriftlich, praktisch, mündlich – einmal wiederholt werden. Nach welcher Zeit Sie wieder antreten dürfen und ob Sie in der Zwischenzeit zur Schule gehen müssen, entscheidet der Prüfungsvorsitzende individuell im Einvernehmen mit den Fachprüfern.

4.5   Wo möchte ich nach der Prüfung arbeiten?

❯ *»Das einzige Mittel, um zu leben, ist Arbeit. Um Arbeiten zu können, muss man die Arbeit lieben. Um die Arbeit lieben zu können, muss sie interessant sein.«* (Tagebücher, Lew N. Tolstoi, 1828–1910, russ. Schriftsteller)

Diese Frage sollten Sie sich als Schüler spätestens während des letzten Ausbildungsjahres stellen. Aber an dieser Frage hängen wie ein »Rattenschwanz« noch viele andere Fragen:

Gibt es freie Planstellen im Ausbildungsbetrieb? Möchte ich tatsächlich dort bleiben? Gab es bei den Einrichtungen, die man während der Ausbildung kennengelernt hat, besonders interessante Fachgebiete? Wird dort eingestellt?

Aber auch wirtschaftliche Aspekte spielen eine große Rolle. Wie ist meine aktuelle Situation? Habe ich überhaupt die Möglichkeit, frei nach Neigung zu wählen? Muss ich jedes Angebot annehmen – frei nach dem Motto »Der Appetit kommt beim Essen«?

Wie sind die Verdienstmöglichkeiten in den anderen Bundesländern? Kann ich einen Umzug mit meiner familiären Situation vereinbaren? Wo kann ich mich erkundigen, wenn ich ein Jahr im Ausland arbeiten möchte? Gilt mein Abschluss dort überhaupt?

Wie soll meine Arbeitsbiographie einmal aussehen? Möchte ich mich später spezialisieren? Interessiert mich eine Leitungstätigkeit? Oder möchte ich mich selbstständig machen? Will ich vielleicht doch noch einmal studieren?

Fragen über Fragen – Sie sehen, es ist notwendig, sich rechtzeitig mit diesem Thema zu beschäftigen. Die meisten Fragen können nur Sie selbst beantworten, für einige bietet die ▶ Übersicht eine kleine Hilfestellung an.

Orientierungshilfe für den weiteren beruflichen Werdegang

▬ Sie interessieren sich für eine Tätigkeit im Ausland? Nehmen Sie Kontakt zum Deutschen Berufsverband für Pflegeberufe auf. Sie können im Internet unter http://www.dbfk.de zudem die Broschüre »Arbeiten im Ausland für Pflegefachkräfte« herunterladen. Besonders die skandinavischen Länder und Irland suchen zur Zeit gut ausgebildete Pflege-kräfte, aber auch die Arabischen Emirate und Saudi-Arabien. Wenn Sie in einem islamischen Land arbeiten möchten, sollten Sie sich vorher unbedingt mit den religiösen und gesellschaftlichen Eigenheiten ausei-nandersetzen und vertraut machen.

- Sie erwägen die Aufnahme eines Studiums als »Pflegefachwirt« oder »Pflegepädagogen«, besitzen aber kein Abitur? Wenn Sie einen Ab-schluss in einem anerkannten Ausbildungsberuf und eine bestimmte Anzahl an Berufsjahren vorweisen können, dürfen Sie sich auch ohne Abitur an einer Fachhochschule oder Hochschule bewerben. Jedes Bun-desland verlangt zwar noch weitere Zulassungsvoraussetzungen, doch im Prinzip können Sie unter den genannten Voraussetzungen auch als Nicht-Abiturient studieren.

- Sie wissen eigentlich nicht genau, welche weiterführenden Perspektiven Ihnen Ihr Beruf bietet? Gehen Sie ins Internet auf die Seiten der Bundes-agentur für Arbeit: **http://www.arbeitsagentur.de**. Unter der Rubrik »Berufenet« finden Sie Informationen zu Bildung und Beruf.

- Sie möchten sich mit einem Pflegedienst selbstständig machen, wo können Sie sich Rat holen? Um sich umfassend zu informieren, können Sie sich kostenlos an örtliche Gründerzentren wenden, an die Indust-rie- und Handelskammer, die Handwerkskammer oder die Agentur für Arbeit.

Bestimmt kennen Sie durch Ihre Ausbildung den Slogan »lebenslanges Ler-nen«. Sie werden nach der Ausbildung feststellen, dass dies nicht nur ein Schlagwort ist, sondern die Realität.

4.6   Gefahren des Berufs

> »Auch die Bretter, die mancher vor dem Kopf trägt, können die Welt bedeuten.«
> (Werner Finck, 1902–1978, dt. Schauspieler und Kabarettist)

Jeder Beruf hat seine eigenen Gefahren, Geiger erleiden eine Hörschaden auf dem Ohr, das an der Geige liegt, Bauarbeiter haben die sog. »Zementkrätze«

und Beschwerden mit Knochen und Gelenken, Straßenarbeiter und Bauern neigen vermehrt zu Hautkrebs usw. Das Risiko, eine Berufskrankheit zu erleiden und schlimmstenfalls den Beruf nicht mehr ausüben zu können, ist durchaus vorhanden. Sie können dieses Risiko minimieren, indem Sie sich der Gefahr bewusst sind, die empfohlenen Schutzmaßnahmen einhalten und nicht denken, Ihnen könne das nicht passieren.

4.6.1 Helfersyndrom und Burnout

> »Ob man etwas im Leben werden kann, / das hängt nicht von den großen / Ideen ab, sondern davon, / ob man sich aus ihnen / ein Handwerk schafft, / ein tägliches, etwas, / was bei einem aushält / bis an Ende.« (Rainer Maria Rilke, 1875–1926, dt. Dichter)

Gehören Sie zu den Berufsanfängern mit hohen Idealen? Sind Sie der Typ, der über die Dienstzeit hinaus für Patienten und Bewohner da ist, Extraarbeiten erledigt und gar nicht versteht, warum ältere Kollegen dies nicht mehr tun? Wenn ja, seien Sie vorsichtig! Sie sind stark gefährdet, in ein paar Jahren auszubrennen und dann nicht mehr in der Lage zu sein, mit Patienten und Bewohnern mitzufühlen. Ihr Beruf wird Ihnen letztlich keinen Spaß mehr machen.

Besonders in der Altenpflege und der Versorgung chronisch Kranker werden Sie Menschen über Jahre betreuen und natürlich eine Beziehung zu ihnen aufbauen. Aber dies sollte sich nie zu einer privaten Freundschaft entwickeln, sondern immer eine professionelle, etwas distanzierte Beziehung bleiben. Seien Sie in Problemsituationen mit den zu Pflegenden ruhig mitfühlend. Das ist in Ordnung. Doch leiden Sie nicht mit.

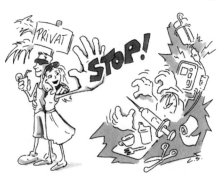

❗ Wichtig
Zu enge Beziehungen können ins »Burnout« – ins Ausbrennen – führen.

Mäßigen Sie Ihre Ansprüche, seien Sie ehrgeizig, hilfsbereit und gut in Ihrer Arbeitszeit, aber hüten Sie Ihre Freizeit! Pflegen Sie Ihre Hobbys, Sport, Familie und Freundschaften als notwendigen Ausgleich für Ihren anspruchvollen und den ganzen Menschen fordernden Beruf. Wer für sich selbst nichts mehr tut und selbst nichts mehr bekommt, der kann auch seinen Mitmenschen nichts mehr geben. Sehen Sie es als berufliche Verpflichtung an, auch im Sinne der Menschen, die Sie betreuen, dass Sie sich Freizeitausgleich gönnen, um am nächsten Tag wieder voll einsatzfähig zu sein.

Anhang

A1   Inhalte und Ziele der Krankenpflegeausbildung

(Anlage 1 zu § 1 Absatz 1 der Ausbildungs- und Prüfungsverordnung für die Berufe in der Krankenpflege (KrPflAPrV) Inkrafttreten 01.01.2004)

Der theoretische und praktische Unterricht umfasst folgende Themenbereiche:

1. Pflegesituationen bei Menschen aller Altersgruppen erkennen, erfassen und bewerten

Die Schülerinnen und Schüler sind zu befähigen,

- auf der Grundlage pflegewissenschaftlicher Erkenntnisse und pflegerelevanter Kenntnisse der Bezugswissenschaften, wie Naturwissenschaften, Anatomie, Physiologie, Gerontologie, allgemeine und spezielle Krankheitslehre, Arzneimittellehre, Hygiene und medizinische Mikrobiologie, Ernährungslehre, Sozialmedizin sowie der Geistes- und Sozialwissenschaften, Pflegesituationen wahrzunehmen und zu reflektieren sowie Veränderungen der Pflegesituationen zu erkennen und adäquat zu reagieren,
- unter Berücksichtigung der Entstehungsursachen aus Krankheit, Unfall, Behinderung oder im Zusammenhang mit Lebens- und Entwicklungsphasen den daraus resultierenden Pflegebedarf, den Bedarf an Gesundheitsvorsorge und Beratung festzustellen,
- den Pflegebedarf unter Berücksichtigung sachlicher, personenbezogener und situativer Erfordernisse zu ermitteln und zu begründen,
- ihr Pflegehandeln nach dem Pflegeprozess zu gestalten.

2. Pflegemaßnahmen auswählen, durchführen und auswerten

Die Schülerinnen und Schüler sind zu befähigen,

- pflegerische Interventionen in Ihrer Zielsetzung, Art und Dauer am Pflegebedarf auszurichten,
- die unmittelbare vitale Gefährdung, den akuten oder chronischen Zustand bei einzelnen oder mehreren Erkrankungen, bei Behinderungen, Schädigungen sowie physischen und psychischen Einschränkungen und in der Endphase des Lebens bei pflegerischen Interventionen entsprechend zu berücksichtigen,
- die Pflegemaßnahmen im Rahmen der pflegerischen Beziehung mit einer entsprechenden Interaktion und Kommunikation alters- und entwicklungsgerecht durchzuführen,

— bei der Planung, Auswahl und Durchführung der pflegerischen Maßnahmen den jeweiligen Hintergrund des stationären, teilstationären, ambulanten oder weiteren Versorgungsbereichs mit einzubeziehen,

— den Erfolg pflegerischer Interventionen zu evaluieren und kontinuierlich an den sich verändernden Pflegebedarf anzupassen.

3. Unterstützung, Beratung und Anleitung in gesundheits- und pflegerelevanten Fragen fachkundig gewährleisten

Die Schülerinnen und Schüler sind zu befähigen,

— Pflegebedürftige aller Altersgruppen bei der Bewältigung vital oder existenziell bedrohlicher Situationen, die aus Krankheit, Unfall, Behinderung oder im Zusammenhang mit Lebens- oder Entwicklungsphasen entstehen, zu unterstützen,

— zu Maßnahmen der Gesundheitsvorsorge, zur Erhaltung, Förderung und Wiederherstellung von Gesundheit anzuregen und hierfür angemessene Hilfen und Begleitung anzubieten,

— Angehörige und Bezugspersonen zu beraten, anzuleiten und in das Pflegehandeln zu integrieren,

— die Überleitung von Patientinnen oder Patienten in andere Einrichtungen oder Bereiche in Zusammenarbeit mit anderen Berufsgruppen kompetent durchzuführen sowie die Beratung für Patientinnen oder Patienten und Angehörige oder Bezugspersonen in diesem Zusammenhang sicherzustellen.

4. Bei der Entwicklung und Umsetzung von Rehabilitationskonzepten mitwirken und diese in das Pflegehandeln integrieren

Die Schülerinnen und Schüler sind zu befähigen,

— den Bedarf an pflegefachlichen Angeboten zur Erhaltung, Verbesserung und Wiedererlangung der Gesundheit systematisch zu ermitteln und hieraus zielgerichtetes Handeln abzuleiten,

— Betroffene in ihrer Selbständigkeit zu fördern und sie zur gesellschaftlichen Teilhabe zu befähigen.

5. Pflegehandeln personenbezogen ausrichten

Die Schülerinnen und Schüler sind zu befähigen,

— in ihrem Pflegehandeln insbesondere das Selbstbestimmungsrecht und die individuelle Situation der zu pflegenden Personen zu berücksichtigen,

- in ihrem Pflegehandeln das soziale Umfeld von zu pflegenden Personen einzubeziehen, ethnische, interkulturelle, religiöse und andere gruppenspezifische Aspekte sowie ethische Grundfragen zu beachten.

6. Pflegehandeln an pflegewissenschaftlichen Erkenntnissen ausrichten

Die Schülerinnen und Schüler sind zu befähigen,

- sich einen Zugang zu den pflegewissenschaftlichen Verfahren, Methoden und Forschungsergebnissen zu verschaffen,
- Pflegehandeln mit Hilfe von pflegetheoretischen Konzepten zu erklären, kritisch zu reflektieren und die Themenbereiche auf den Kenntnisstand der Pflegewissenschaft zu beziehen,
- Forschungsergebnisse in Qualitätsstandards zu integrieren.

7. Pflegehandeln an Qualitätskriterien, rechtlichen Rahmenbestimmungen sowie wirtschaftlichen und ökologischen Prinzipien ausrichten

Die Schülerinnen und Schüler sind zu befähigen,

- an der Entwicklung und Umsetzung von Qualitätskonzepten mitzuwirken,
- rechtliche Rahmenbestimmungen zu reflektieren und diese bei Ihrem Pflegehandeln zu berücksichtigen,
- Verantwortung für Entwicklungen im Gesundheitssystem im Sinne von Effektivität und Effizienz mitzutragen,
- mit materiellen und personalen Ressourcen ökonomisch und ökologisch umzugehen.

8. Bei der medizinischen Diagnostik und Therapie mitwirken

Die Schülerinnen und Schüler sind zu befähigen,

- in Zusammenarbeit mit Ärztinnen und Ärzten sowie den Angehörigen anderer Gesundheitsberufe die für die jeweiligen medizinischen Maßnahmen erforderlichen Vor- und Nachbereitungen zu treffen und bei der Durchführung der Maßnahmen mitzuwirken,
- Patientinnen und Patienten bei Maßnahmen der medizinischen Diagnostik und Therapie zu unterstützen,
- ärztlich veranlasste Maßnahmen im Pflegekontext eigenständig durchzuführen und die dabei relevanten rechtlichen Aspekte zu berücksichtigen.

9. Lebenserhaltende Sofortmaßnahmen bis zum Eintreffen der Ärztin oder des Arztes einleiten

Die Schülerinnen und Schüler sind zu befähigen,

- in akuten Notfallsituationen adäquat zu handeln,
- in Katastrophensituationen erste Hilfe zu leisten und mitzuwirken.

10. Berufliches Selbstverständnis entwickeln und lernen, berufliche Anforderungen zu bewältigen

Die Schülerinnen und Schüler sind zu befähigen,

- den Pflegeberuf im Kontext der Gesundheitsfachberufe zu positionieren,
- sich kritisch mit dem Beruf auseinander zu setzen,
- zur eigenen Gesundheitsvorsorge beizutragen,
- mit Krisen- und Konfliktsituationen konstruktiv umzugehen.

11. Auf die Entwicklung des Pflegeberufs im gesellschaftlichen Kontext Einfluss nehmen

Die Schülerinnen und Schüler sind zu befähigen,

- Entwicklungen im Gesundheitswesen wahrzunehmen, deren Folgen für den Pflegeberuf einzuschätzen und sich in die Diskussion einzubringen,
- den Pflegeberuf in seiner Eigenständigkeit zu verstehen, danach zu handeln und weiterzuentwickeln,
- die eigene Ausbildung kritisch zu betrachten sowie Eigeninitiative und Verantwortung für das eigene Lernen zu übernehmen,

12. In Gruppen und Teams zusammenarbeiten

Die Schülerinnen und Schüler sind zu befähigen,

- pflegerische Erfordernisse in einem intra- sowie in einem interdisziplinären Team zu erklären,
- angemessen und sicher zu vertreten sowie an der Aushandlung gemeinsamer Behandlungs- und Betreuungskonzepte mitzuwirken,
- die Grenzen des eigenen Verantwortungsbereichs zu beachten und im Bedarfsfall die Unterstützung und Mitwirkung durch andere Experten im Gesundheitswesen einzufordern und zu organisieren,
- im Rahmen von Konzepten der integrierten Versorgung mitzuarbeiten.

A2   Inhalte der Altenpflegeausbildung (Lernfelder)

Anlage 1 (zu § 1 Abs. 1) der Ausbildungs- und Prüfungsverordnung für den Beruf der Altenpflegerin und des Altenpflegers (Altenpflege-Ausbildungs- und Prüfungsverordnung – AltPflAPrV, Inkrafttreten 01.08.2001) Fundstelle des Originaltextes: BGBl. I 2002, 4423–4425

1. Theoretischer und praktischer Unterricht in der Altenpflege

Lernfeld	Inhalte	Stunden-zahl
1.	Aufgaben und Konzepte in der Altenpflege	
1.1	*Theoretische Grundlagen in das altenpflegerische Handeln einbeziehen*	80
1.1.1	Alter, Gesundheit, Krankheit, Behinderung und Pflegebedürftigkeit	
1.1.2	Konzepte, Modelle und Theorien der Pflege	
1.1.3	Handlungsrelevanz von Konzepten und Modellen der Pflege anhand konkreter Pflegesituationen	
1.1.4	Pflegeforschung und Umsetzung von Forschungsergebnissen	
1.1.5	Gesundheitsförderung und Prävention	
1.1.6	Rehabilitation	
1.1.7	Biographiearbeit	
1.1.8	Pflegerelevante Grundlagen der Ethik	
1.2	*Pflege alter Menschen planen, durchführen, dokumentieren und evaluieren*	120
1.2.1	Wahrnehmung und Beobachtung	
1.2.2	Pflegeprozess	
1.2.3	Pflegediagnostik	
1.2.4	Planung, Durchführung und Evaluation der Pflege	
1.2.5	Grenzen der Pflegeplanung	
1.2.6	Pflegedokumentation, EDV	

A2 · Inhalte der Altenpflegeausbildung (Lernfelder)

Lernfeld	Inhalte	Stunden-zahl
1.3	*Alte Menschen personen- und situationsbezogen pflegen*	720
1.3.1	Pflegerelevante Grundlagen, insbesondere der Anatomie, Physiologie, Geriatrie, Gerontopsychiatrie, Psychologie, Arzneimittelkunde, Hygiene und Ernährungslehre	
1.3.2	Unterstützung alter Menschen bei der Selbstpflege	
1.3.3	Unterstützung alter Menschen bei präventiven und rehabilitativen Maßnahmen	
1.3.4	Mitwirkung bei geriatrischen und gerontopsychiatrischen Rehabilitationskonzepten	
1.3.5	Umgang mit Hilfsmitteln und Prothesen	
1.3.6	Pflege alter Menschen mit eingeschränkter Funktion von Sinnesorganen	
1.3.7	Pflege alter Menschen mit Behinderungen	
1.3.8	Pflege alter Menschen mit akuten und chronischen Erkrankungen	
1.3.9	Pflege infektionskranker alter Menschen	
1.3.10	Pflege multimorbider alter Menschen	
1.3.11	Pflege alter Menschen mit chronischen Schmerzen	
1.3.12	Pflege alter Menschen in existentiellen Krisensituationen	
1.3.13	Pflege dementer und gerontopsychiatrisch veränderter alter Menschen	
1.3.14	Pflege alter Menschen mit Suchterkrankungen	
1.3.15	Pflege schwerstkranker alter Menschen	
1.3.16	Pflege sterbender alter Menschen	
1.3.17	Handeln in Notfällen, Erste Hilfe	
1.3.18	Überleitungspflege, Case-Management	
1.4	*Anleiten, beraten und Gespräche führen*	80
1.4.1	Kommunikation und Gesprächsführung	
1.4.2	Beratung und Anleitung alter Menschen	

Lernfeld	Inhalte	Stunden-zahl
1.4.3	Beratung und Anleitung von Angehörigen und Bezugs-personen	
1.4.4	Anleitung von Pflegenden, die nicht Pflegefachkräfte sind	
1.5	*Bei der medizinischen Diagnostik und Therapie mitwirken*	200
1.5.1	Durchführung ärztlicher Verordnungen	
1.5.2	Rechtliche Grundlagen	
1.5.3	Rahmenbedingungen	
1.5.4	Zusammenarbeit mit Ärztinnen und Ärzten	
1.5.5	Interdisziplinäre Zusammenarbeit, Mitwirkung im therapeu-tischen Team	
1.5.6	Mitwirkung an Rehabilitationskonzepten	
2.	Unterstützung alter Menschen bei der Lebensgestaltung	
2.1	*Lebenswelten und soziale Netzwerke alter Menschen beim alten-pflegerischen Handeln berücksichtigen*	120
2.1.1	Altern als Veränderungsprozess	
2.1.2	Demographische Entwicklungen	
2.1.3	Ethniespezifische und interkulturelle Aspekte	
2.1.4	Glaubens- und Lebensfragen	
2.1.5	Alltag und Wohnen im Alter	
2.1.6	Familienbeziehungen und soziale Netzwerke alter Menschen	
2.1.7	Sexualität im Alter	
2.1.8	Menschen mit Behinderung im Alter	
2.2	*Alte Menschen bei der Wohnraum- und Wohnumfeldgestaltung unterstützen*	60
2.2.1	Ernährung, Haushalt	
2.2.2	Schaffung eines förderlichen und sicheren Wohnraums und Wohnumfelds	
2.2.3	Wohnformen im Alter	

A2 · Inhalte der Altenpflegeausbildung (Lernfelder)

Lernfeld	Inhalte	Stunden-zahl
2.2.4	Hilfsmittel und Wohnraumanpassung	
2.3	*Alte Menschen bei der Tagesgestaltung und bei selbst organisierten Aktivitäten unterstützen*	120
2.3.1	Tagesstrukturierende Maßnahmen	
2.3.2	Musische, kulturelle und handwerkliche Beschäftigungs- und Bildungsangebote	
2.3.3	Feste und Veranstaltungsangebote	
2.3.4	Medienangebote	
2.3.5	Freiwilliges Engagement alter Menschen	
2.3.6	Selbsthilfegruppen	
2.3.7	Seniorenvertretungen, Seniorenbeiräte	
3.	Rechtliche und institutionelle Rahmenbedingungen altenpflegerischer Arbeit	
3.1	*Institutionelle und rechtliche Rahmenbedingungen beim altenpflegerischen Handeln berücksichtigen*	120
3.1.1	Systeme der sozialen Sicherung	
3.1.2	Träger, Dienste und Einrichtungen des Gesundheits- und Sozialwesens	
3.1.3	Vernetzung, Koordination und Kooperation im Gesundheits- und Sozialwesen	
3.1.4	Pflegeüberleitung, Schnittstellenmanagement	
3.1.5	Rechtliche Rahmenbedingungen altenpflegerischer Arbeit	
3.1.6	Betriebswirtschaftliche Rahmenbedingungen altenpflegerischer Arbeit	
3.2	*An qualitätssichernden Maßnahmen in der Altenpflege mitwirken*	40
3.2.1	Rechtliche Grundlagen	
3.2.2	Konzepte und Methoden der Qualitätsentwicklung	
3.2.3	Fachaufsicht	

Lernfeld	Inhalte	Stunden-zahl
4.	Altenpflege als Beruf	
4.1	*Berufliches Selbstverständnis entwickeln*	60
4.1.1	Geschichte der Pflegeberufe	
4.1.2	Berufsgesetze der Pflegeberufe	
4.1.3	Professionalisierung der Altenpflege; Berufsbild und Arbeitsfelder	
4.1.4	Berufsverbände und Organisationen der Altenpflege	
4.1.5	Teamarbeit und Zusammenarbeit mit anderen Berufsgruppen	
4.1.6	Ethische Herausforderungen der Altenpflege	
4.1.7	Reflexion der beruflichen Rolle und des eigenen Handelns	
4.2	*Lernen lernen*	40
4.2.1	Lernen und Lerntechniken	
4.2.2	Lernen mit neuen Informations- und Kommunikationstechnologien	
4.2.3	Arbeitsmethodik	
4.2.4	Zeitmanagement	
4.3	*Mit Krisen und schwierigen sozialen Situationen umgehen*	80
4.3.1	Berufstypische Konflikte und Befindlichkeiten	
4.3.2	Spannungen in der Pflegebeziehung	
4.3.3	Gewalt in der Pflege	
4.4	*Die eigene Gesundheit erhalten und fördern*	60
4.4.1	Persönliche Gesundheitsförderung	
4.4.2	Arbeitsschutz	
4.4.3	Stressprävention und –bewältigung	
4.4.4	Kollegiale Beratung und Supervision	
	Zur freien Gestaltung des Unterrichts	200
	Gesamtstundenzahl	2.100

A3 Staatliche Prüfung Altenpflege – Mündliche Prüfung (Fallbeispiel)

> **Beispiel**
>
> Sie arbeiten in einer Sozialstation. Frau Ritter (76 Jahre alt) ist eine Ihrer Klientinnen, die bisher nur Hilfe im Haushalt benötigte, da sie unter einer starken Coxarthrose leidet und dadurch gehbehindert ist. Sie hat vom Arzt ein Schmerzmittel (Diclophenac) und ein Schlafmittel (Adumbran) verschrieben bekommen, weil sie nachts oft durch den Schmerz aufwacht.
>
> Vor 2 Wochen zeigten sich bei ihr die Anzeichen einer tiefen Beinvenenthrombose bei bestehender ausgeprägter Varikosis. Daraufhin wurde sie ins Krankenhaus eingeliefert.
>
> Seit einigen Tagen ist sie nun wieder zu Hause. Sie soll einmal täglich Fraxiparin als s.c.-Injektion erhalten und Stützstrümpfe tragen, die sie sich jedoch nicht allein anziehen kann. Frau Ritter ist keine einfache Klientin. Sie müssen jeden Tag mit ihr darüber diskutieren, warum die Strümpfe angezogen werden müssen. Sie beklagt sich, dass die Strümpfe zu fest sitzen. Ihre Kollegin hat gestern die Strümpfe nicht angezogen, weil sie der Meinung war, dass Frau Ritter die Strümpfe nicht tragen muss, wenn sie das nicht möchte.
>
> Fragen/Aufgaben:
>
> ▬ **Lernfeld 1.3:** Alte Menschen personen- und situationsbezogen pflegen
>   Setzen Sie sich mit dem Phänomen Schmerz auseinander und den Auswirkungen, die dieser auf das Schlafverhalten von Frau Ritter hat.
>   Beraten Sie Frau Ritter hinsichtlich einer weniger gestörten Nachtruhe!
>
> ▬ **Lernfeld 3.1:** Institutionelle und rechtliche Rahmenbedingungen beim altenpflegerischen Handeln berücksichtigen
>   Beurteilen Sie die oben geschilderte Situation: Hat die Kollegin recht mit der Ansicht, dass Frau Ritter die Strümpfe nicht anziehen muss, wenn sie nicht möchte?
>
> ▬ **Lernfeld 4.1:** Berufliches Selbstverständnis entwickeln
>   Im beruflichen Alltag kommt es häufig zu Meinungsverschiedenheiten zwischen Kollegen.
>   Erläutern Sie die Kompetenzen, die Sie von Altenpflegern im ambulanten Bereich erwarten!
>
> ▬ **Lernfeld 4.3:** Mit Krisen und schwierigen Situationen umgehen
>   Beschreiben und erklären Sie den oben vorliegenden berufstypischen inneren Konflikt. Gehen Sie in diesem Zusammenhang auf die Strategie des »cool out« ein!

A4 Verkürzung der Ausbildung

§ 7 Altenpflegegesetz

(1) Auf Antrag kann die Dauer der Ausbildung nach § 4 Abs. 1 verkürzt werden:

1. für Krankenschwestern, Krankenpfleger, Kinderkrankenschwestern, Kinderkrankenpfleger, Heilerziehungspflegerinnen und Heilerziehungspfleger mit dreijähriger Ausbildung um bis zu zwei Jahre,
2. für Altenpflegehelferinnen, Altenpflegehelfer, Krankenpflegehelferinnen, Krankenpflegehelfer, Heilerziehungspflegehelferinnen, Heilerziehungspflegehelfer, Heilerziehungshelferinnen und Heilerziehungshelfer um bis zu einem Jahr.

(2) Auf Antrag kann die Dauer der Ausbildung nach § 4 Abs. 1 im Umfang der fachlichen Gleichwertigkeit um bis zu zwei Jahre verkürzt werden, wenn eine andere abgeschlossene Berufsausbildung nachgewiesen wird.

(3) Die Verkürzung darf die Durchführung der Ausbildung und die Erreichung des Ausbildungszieles nicht gefährden.

§ 6 Krankenpflegegesetz
Anrechnung gleichwertiger Ausbildungen

Die zuständige Behörde kann auf Antrag eine andere erfolgreich abgeschlossene Ausbildung im Umfange Ihrer Gleichwertigkeit bis zu 24 Monaten auf die Dauer einer Ausbildung nach § 4 Abs. 1 anrechnen, wenn die Durchführung der Ausbildung und die Erreichung des Ausbildungszieles dadurch nicht gefährdet werden.

A5 Test – Ihre Rolle in einer Gruppe

Modifiziert, aber in Anlehnung an »Welche Rolle übernimmst Du in der Gruppe« der Website »testedich.de« (http://www.testedich.de/quiz16/quizpu.php?testid=1131709567, vom 21.02.08).

a) Es wird ein Sommerausflug geplant. Wie verhalten Sie sich?

1. Ich habe eine Idee, die ich vorschlage und die in der Gruppe diskutiert werden kann.

2. Also nur nicht zu weit wandern, das ist mir zu anstrengend. Am See faulenzen ist auch blöd, da sind zu viele Mücken.
3. Mir ist es eigentlich egal wohin, man kann aus allem was machen. Ich warte ab, wofür sich die anderen entscheiden.
4. Ich habe fast immer eine gute Idee, die ich den anderen erzähle. Ich kann mir gut vorstellen, was man machen könnte, und weiß dann auch, was man dazu braucht.
5. Egal wohin, Hauptsache wir amüsieren uns und es gibt eine Kneipe in der Umgebung, und wo gehen wir abends noch hin?

b)   Die Kursleitung hat Geburtstag. Wie verhalten Sie sich?

1. Ich schlage vor, ein kleines Geschenk zu kaufen, und frage alle in der Klasse, ob sie sich beteiligen würden.
2. Dafür habe ich kein Geld. Ich finde es einschleimend, ein Geschenk zu kaufen.
3. Die Idee, ein Geschenk zu kaufen, finde ich gut. Wie wär's mit einem schönen Blumenstrauß, den könnte ich besorgen? Oder hat noch jemand eine Idee?
4. Cool, lasst uns einen Eimer Konfetti auf die Tür stellen.
5. Das interessiert mich eigentlich nicht, ich lese weiter in meiner Zeitung. Notfalls gebe ich auch etwas dazu, daran soll es nicht scheitern.

c)   Die Gruppe hat ständig eine bestimmte Person »auf dem Kieker«. Wie verhalten Sie sich?

1. Die Person tut mir leid, vielleicht sollte ich mich mit ihr mehr unterhalten.
2. Ich sage deutlich, dass ich das nicht gut finde, und appelliere an die Vernunft der Klasse, auch wenn ich mich gegen die Gruppe stellen muss.
3. Ist der Ruf es ruiniert, lebt es sich ganz ungeniert.
4. Ich finde, das Problem sollten wir klären, so ist die Situation nicht o.k.
5. Aber die Person ist doch selber schuld, wie sie schon aussieht und wie sie spricht.

d)   Sie sollen für 2 Stunden allein eine Aufgabe in Gruppenarbeit lösen. Wie verhalten Sie sich?

1. Cool, ich stehe auf und erzähle meinen Mitschülern ein paar komische Geschichten vom Wochenende.

2. Ich leite die Gruppe stellvertretend und weise die Störer zurecht. Ich biete mich als Ansprechpartner für die an, die nicht zurechtkommen.
3. Ich bearbeite die Aufgabe so kurz wie möglich und lese dann weiter, was mich interessiert.
4. Ich bearbeite die Aufgabe und unterhalte mich leise ein wenig nebenbei mit meinen Nachbarn.
5. Warum muss sich eigentlich immer einer als Leiter aufspielen? Ich lästere über die »Streber« und gucke, was mein Nachbar macht.

e) **Eine Mitschülerin lädt alle zu ihrer Geburtstagsfete ein. Wie verhalten Sie sich?**
1. Ich bin dabei und bringe noch was Nettes mit.
2. Keine Lust! Wer will schon auch abends die sehen, die man den ganzen Tag gesehen hat.
3. Ich mache einen lockeren Spruch, komme natürlich und gehe meistens als letzter.
4. Ich organisiere, wer wen abholt und wie wir wieder alle sicher nach Hause kommen.
5. Eigentlich interessiert es mich nicht, aber ich gehe ganz kurz hin, um keinen zu beleidigen.

f) **Der Dozent erläutert ein Problem, zu dem alle sich äußern sollen. Wie verhalten Sie sich?**
1. Ich mache einen witzigen Lösungsvorschlag, damit nicht alles so ernst ist.
2. Ich sage etwas dazu, wenn ich an der Reihe bin.
3. Ich äußere mich als einer der Ersten und habe meistens auch eine gute Lösung parat.
4. Wenn die Ersten etwas gesagt haben, beteilige ich mich auch.
5. Ich lass mich doch nicht dazu zwingen, etwas zu sagen.

g) **Wie verhalten Sie sich in einer Diskussion?**
1. Ich nehme oft Gegenpositionen ein.
2. Ich bringe meine Meinung im Gesprächsverlauf ein, höre aber auch, was die anderen sagen.
3. Ich habe gleich eine Meinung und sage sie auch. Ich versuche, andere von meiner Meinung zu überzeugen.

4. Ich halte mich da raus.
5. Ich versuche, das Thema mit einem guten Spruch auf den Punkt zu bringen.

**h) Sie machen mit der Klasse einen Ausflug durch den Wald.
Wie verhalten Sie sich?**

1. Ich genieße die Waldluft und gehe den anderen nach. Oder ich laufe mit meiner eigenen Karte vornweg.
2. Ich übernehme die Führung und schaue, dass keiner zurück bleibt. Nebenbei erkläre ich noch, welche Pflanzen es hier so gibt.
3. Mein Gott, so ein Umweg; es gibt bestimmt eine Abkürzung, kann denn keiner von euch eine Karte lesen.
4. Ich mache Musik, indem ich mit Stöcken gegen die Bäume schlage und laut singe.
5. Ich habe eine Karte mit und lasse die anderen mit reinschauen.

i) Sie sollen ein Referat halten. Wie sieht das aus?

1. Ich gestikuliere viel und spreche schnell. Zu lange Erklärungen kürze ich ab, die sind für die anderen sowieso langwierig und sage: »Na, Ihr wisst schon«. Ein kleiner Witz sollte auch sein, damit das Referat aufgelockert wird.
2. Ich halte meine Referate und setze mich gleich danach wieder auf meinen Platz. Ich fühle mich immer etwas unsicher. Ich konzentriere mich auf den Inhalt, nicht auf die Klasse.
3. Ich stehe nicht so gern vor der Klasse, deshalb sind meine Referate gut vorbereitet und das Wichtigste habe ich auf Folien. Fragen aus der Klasse beantworte ich.
4. Ich mache gern Referate und kann gut vor der Klasse sprechen. Ich benutze Folien oder sogar Powerpoint-Präsentationen mit PC und Beamer. Ich diskutiere auch gern noch mit der Klasse.
5. Ich setze mich gelangweilt vorn hin und lese vom Zettel ab. Ich erzähle ein wenig drumherum und stelle schließlich provokante Thesen auf.

j) Was ist Ihr Karriereziel?

1. Ich habe noch keinen Plan. Mal sehen, was sich anbietet.
2. Wenn wir fertig sind, wird es sowieso keine Stellen geben, man muss dann nehmen was kommt. Vielleicht lerne ich auch noch was ganz anderes.

3. Ganz normale Pflegekraft in einem netten Team.
4. Später möchte ich Leiter werden oder Schwerstkranke versorgen, in der Intensivstation, Heimbeatmung oder Hospiz.
5. Ich würde gern Kranke und alte Menschen auch unterhalten, zum Lachen bringen. Bloß nicht nur stur malochen.

Testauswertung

Meistens haben Menschen Anteile von allen Typen in sich, aber einer überwiegt. Sie können also z. B. 5 Fragen wie ein Anführer bewertet haben, 3 wie ein Nörgler und 2 wie ein Clown. Dann sind Sie zu 50% ein Anführertyp, zu 30% ein Provokant und zu 2% ein Entertainer. Jeder Typ vereint positive und negative Seiten in sich.

Kreuzen Sie im folgenden Schema die Nummer Ihrer jeweiligen Antwort an. Beispiel: Sie haben bei Frage A die Antwort 3 ausgewählt. Kreuzen Sie die 3 unter A an.

Typ/Frage	A	B	C	D	E	F	G	H	I	J
Der Provokant oder der Nörgler	2	2	5	5	2	5	1	3	5	2
Der interessierte Schüler oder der Mitläufer	1	3	4	4	1	4	2	5	3	3
Der Anführer oder der Besserwisser	3	1	2	2	4	3	3	2	4	4
Der Einzelgänger oder der Außenseiter	4	5	1	3	5	2	4	1	2	1
Der Entertainer oder der Klassenclown	5	4	3	1	3	1	5	4	1	5

Der Provokant oder der Nörgler

Sie geben gern Ihre Unzufriedenheit kund, und haben (fast) immer etwas auszusetzen. Dabei nehmen Sie meist einen oppositionellen Standpunkt ein und stellen Entscheidungen der Gruppe in Frage. Dies kann aber ein gutes Korrektiv für die Gruppe sein.

- Sie beteiligen sich selten produktiv an einer Problemlösung, sondern finden an allem ein Haar in der Suppe. Deshalb zählen Sie eher zu den »Störenfrieden« einer Gruppe, die Unruhe verbreitet.

+ Ihre konträre Haltung weist manchmal auf Aspekte hin, die noch nicht bedacht wurden, aber wichtig sind. So tragen Sie zu besseren Lösungen bei.

Praxistipp

Achten Sie darauf, dass Sie Ihre Kritik in annehmbare Worte fassen, damit andere sie akzeptieren und einbeziehen können. Mit Provokationen erreichen Sie nichts, sondern stoßen andere nur vor den Kopf.

Bei Referaten sollten Sie vor der kritischen Einschätzung darauf achten, zuerst ausführlich den Inhalt darzustellen und dann erst logisch Ihre Fragen abzuleiten; das gibt bessere Noten.

Der interessierte Schüler oder der Mitläufer

Sie sind ein netter Mensch mit wenig Ecken und Kanten. Sie sind am Menschen und an der Sache interessiert. Man schätzt Sie als guten Kollegen und Mitschüler.

- Streit vermeiden um des lieben Friedens willen ist manchmal klug, aber auf die Dauer wird man zum Mitläufer.

+ Sie bringen sich in das Geschehen ein, ohne sich in den Vordergrund zu spielen, so wirken Sie ausgleichend in der Gruppe und fördern gemeinsame Entscheidungsfindungen.

Praxistipp

Sie sollten kritisch bleiben und nicht mit Ihrer Meinung hinter dem Berg halten. Ein guter Streit um die Sache bringt eine Gruppe weiter.

Der Anführer oder der Besserwisser

Sie führen die Gruppe an. Sie sagen meist zuerst etwas, haben zu allem eine Meinung und versuchen andere auf Ihre Seite zu ziehen. Die meisten Mitschüler respektieren Sie.

- Wenn Sie zu allem etwas zu sagen haben und sich zu stark in den Vordergrund spielen, kann dies einigen Mitschülern auf die Nerven gehen und zu Widerständen in der Gruppe führen. Mitschüler stimmen dann einem Ihrer Vorschläge nur deshalb nicht zu, weil wieder Sie es waren, der den Vorschlag gemacht hat. Außerdem können sich Anführer auch zu Despoten entwickeln, wenn Sie alles allein bestimmen wollen.

+ Jede Gruppe braucht einen Entscheider, um gut zu funktionieren. Eine gute Führung kann Gruppenleistungen optimieren.

Praxistipp

Bleiben Sie bescheiden und lassen Sie auch mal andere etwas sagen; halten Sie sich ein wenig zurück. Es kann Sie auch entlasten, wenn Sie zulassen, dass andere etwas organisieren und nicht immer Sie.

Der Einzelgänger oder der Außenseiter

Sie sind ein Einzelgänger und fallen etwas aus dem sozialen Klassengeschehen heraus. Diese Rolle kann man bewusst einnehmen, oder von der Klasse zugewiesen bekommen. Im letzteren Fall ist man ein Außenseiter und vielleicht sind Sie gar nicht glücklich mit dieser Rolle. Wie auch immer, Sie haben wenig Einfluss auf das Klassengeschehen.

- Sie sind kein Störfaktor, aber bei Entscheidungen wird Ihre Meinung nicht berücksichtigt und Sie bringen die Gruppe nicht voran. Außerdem machen Sie Sachen mit, die Sie eigentlich nicht mögen. Das merken andere. Und es erscheint ihnen aufgesetzt.

+ Wenn Sie Ihre Außenseiterrolle aktiv nutzen, können Sie Situationen von außen betrachten, wo die anderen betriebsblind sind, und doch entscheidende Anregungen aus dem Hintergrund einbringen.

Praxistipp

Finden Sie heraus, warum Sie Einzelgänger sind und was Ihnen an der Gruppe nicht gefällt!

Der Entertainer oder der Klassenclown

Sie sind der Stimmungsmacher. Die Gruppe mag Sie und Sie schaffen ein gutes Klima, solange Sie es nicht übertreiben und gar nichts Ernsthaftes mehr hervorbringen.

–	Ihnen wird es schnell langweilig, besonders wenn konzentriertes Arbeiten gefragt ist. Darin sind Sie nicht besonders gut, weil Sie sich zu schnell ablenken lassen.
+	Vom Anführer der Gruppe werden Sie schon mal zur Ordnung gerufen, weil Sie seine Konzentration stören oder sogar über seine Autorität Witze machen. Lassen Sie sich nicht beeindrucken. Sie sind ein guter Widerpart für autoritäre Führungen.

Praxistipp

In der Arbeit sollten Sie sich bemühen, konzentrierter zu sein und Referate sorgfältiger zu erarbeiten. Sie können es besser.

A6 Fragebogen zu verschiedenen Lerntypen

Dieser Fragebogen soll Ihnen dabei helfen, Lernstoff besser in Erinnerung zu behalten Der Test wurde entnommen: Lerntyptest (Fragebogen) nach Frederic Vester aus dem Buch »Denken, Lernen, Vergessen«, 32. Auflage 2007, dtv München, S. 201–228.

Darbietung des Lernstoffes

Entspricht die Darbietungsform im Unterricht nicht Ihren eigenen Präferenzen, so sollten Sie unbedingt den Lernstoff in Ihrer Lernweise aufarbeiten.

Ich verstehe bzw. behalte am besten,	Gut	Mittel	Schlecht
... wenn der Lernstoff mündlich vorgetragen wird und ich in Ruhe zuhören kann.			
... wenn der Lehrer zusätzlich zu seinem Vortrag die wichtigsten Punkte an die Tafel schreibt.			

Ich verstehe bzw. behalte am besten,	Gut	Mittel	Schlecht
... wenn der Lernstoff durch Dias, Tafelbilder oder Schautafeln anschaulich gemacht wird.			
... wenn ein Film über das Thema gezeigt wird und der Lernstoff bildlich und akustisch dargeboten wird.			
... wenn mir der Lernstoff als Schema, wie z. B. in Grafiken oder Kurven, kurz und übersichtlich dargeboten wird.			
wenn der Lehrer viel Zeit zum Mitschreiben lässt.			
... wenn ein Thema in der Klasse ausführlich diskutiert wird.			
... wenn der Lernstoff mir einfach dargeboten wird, so dass ich ihn schnell erfasse und wenig nachdenken muss.			
... wenn der Lernstoff eher kompliziert dargeboten wird und ich darüber nachdenken muss.			
... wenn ich den Lernstoff in Gruppenarbeit mit anderen Schülern selbständig erarbeiten kann.			
... wenn die Lerninhalte in größere Zusammenhänge gestellt werden, sodass ich einen Überblick erhalte.			
... wenn ich viele interessante Details über das Thema erfahre.			
... wenn der Lernstoff öfter auf die gleiche Weise wiederholt wird.			
... wenn der Lernstoff bei gleichem Inhalt mit unterschiedlichen Methoden wiederholt wird.			
... wenn der Lernstoff humorvoll und lustig dargeboten wird.			
... wenn der Lehrer Bezüge zu realen Dingen herstellt, die mir bekannt sind.			
... wenn die wichtigsten Inhalte des Lernstoffes auf einem Lernposter zusammengefasst werden.			

A6 · Fragebogen zu verschiedenen Lerntypen

Beziehung zum Lernstoff

Die folgenden Fragen dienen dazu, Ihnen Ihren eigenen Umgang mit dem Lernstoff zu verdeutlichen, sodass Sie sich daraus eine für Sie effektive Lerntechnik erschließen können. Vielleicht versuchen Sie aber auch einmal eine der hier erwähnten anderen Techniken.

Kreuzen Sie an, was zutrifft:

Ich verstehe bzw. behalte am besten,	Gut	Mittel	Schlecht
... wenn ich mir zum Lernstoff eigene Notizen mache und eine Zusammenfassung schreibe.			
... wenn ich etwas mit meinen eigenen Worten ausgedrückt habe.			
... wenn ich mir zum Lernstoff selbst etwas ausdenke, z. B. eine kurze lustige Geschichte oder Eselsbrücken.			
... wenn ich den Lernstoff nach großen Zusammenhängen ordne.			
... wenn ich den Lernstoff komplett auswendig lerne.			
... wenn ich mehr über das Thema lese, als das, was im Unterricht angeboten wurde.			
... wenn mir jemand im Zusammenhang mit dem Lernstoff etwas erzählt.			
... wenn mich der Lernstoff an etwas Angenehmes, Schönes oder Lustiges erinnert.			
... wenn mich der Lernstoff an etwas Unangenehmes oder Aufregendes erinnert.			
... wenn ich mich anstrengen muss und viel von mir verlangt wird.			
... wenn ich aus Büchern lerne.			
... wenn ich mir selbst ein Schema für den Lernstoff ausdenke und es aufzeichne bzw. aufschreibe.			
... wenn ich aus meinem eigenen Aufzeichnungen lerne.			
... wenn ich mir den Inhalt vorstellen kann. Wenn ich keine klare Vorstellung habe, verstehe ich den Inhalt nicht.			

Eingangskanäle

Finden Sie mit Hilfe der folgenden Aussagen heraus, ob Sie Inhalte besser behalten können, wenn Sie sie sehen, hören oder anfassen und ausprobieren können; wie Sie also zu einem zunächst unverständlichen Lernstoff am besten Zugang finden. Wenn Sie es nicht genau wissen, probieren Sie es aus!

Kreuzen Sie bitte 3 Aussagen an, die auf Sie zutreffen:

☐	Wenn ich mit meinem neuen Handy herumspiele und ausprobiere, kann ich mir die neuen Funktionen viel besser merken, als wenn ich die Gebrauchsanweisung lese.
☐	Erst wenn ich einen Papierflieger selbst gebastelt habe, weiß ich, wie das geht. Vom Zuschauen allein behalte ich das nicht.
☐	Wenn ich ein neues Handy habe, verstehe ich die Funktionen am schnellsten, wenn der Verkäufer sie mir erklärt und dabei vormacht.
☐	Wenn ich mich in einer fremden Stadt verfahren habe, kann ich mir den von Passanten beschriebenen Weg gut merken.
☐	Wenn ich mich in einer fremden Stadt verfahren habe, kann ich mir den von Passanten beschrieben Weg nicht gut merken. Ich brauche immer einen Stadtplan dazu, wo ich den Weg auch sehen kann.
☐	Wenn ich mir ein neues Gerät kaufe, lese ich immer zuerst die Gebrauchsanweisung.

Wenn Sie die Aussagen 3., 5. angekreuzt haben, sind Sie ein **akustischer Typ** und lernen gut über das Zuhören.

Wenn Sie 3., 4. angekreuzt haben, sind Sie ein **visueller Typ** und lernen gut, wenn Ihnen der Stoff anschaulich dargeboten wird.

Wenn Sie auch 6. angekreuzt haben, sind Sie ein **Lesetyp** und können gut aus Büchern lernen.

Wenn Sie 1., 2. angekreuzt haben, sind Sie ein **praktischer Typ** und lernen am besten, indem Sie es selbst ausprobieren.

Uns natürlich gibt es alle Formen von »Mischtypen«. Letztlich hat aber jeder eine Präferenz. In jedem Fall sollten Sie sich den Lernstoff immer so aufbereiten, wie Sie ihn am Besten behalten, z. B. Texte selbst auf Band sprechen und immer wieder abhören oder sich Anschauungsmaterial zum selbst ausprobieren beschaffen.

Lehrpersonen

Diese Fragegruppe beschäftigt sich mit Ihrem Verhältnis zum Lehrer, der Ihr Lernpartner sein sollte und nicht Ihr Gegner. Trotzdem kann es vorkommen, dass man bei dem einen Lehrer besser lernt als bei einem anderen. Dessen ungeachtet muss der Lernstoff in jedem Falle von Ihnen allein bewältigt werden.

Bitte bewerten Sie die folgenden Aussagen mit gut, mittel oder schlecht.

Ich verstehe/behalte besonders,	Gut	Mittel	Schlecht
... wenn die Lehrperson eher streng ist.			
... wenn die Lehrperson eher nachgiebig ist.			
... wenn die Lehrperson mir sympathisch ist.			
... wenn die Lehrperson eher neutral zu den Schülern ist.			
... wenn die Lehrperson gemeinsam mit den Schülern etwas übt.			
... wenn die Lehrperson ein sehr persönliches Verhältnis zu den Schülern aufbaut.			

Lernatmosphäre

Anhand dieser Aussagen können Sie überprüfen, welche Lernbedingungen für Sie günstig sind und welche für Sie mit Stress verbunden sind und damit zu keinem guten Lernergebnis führen.

Kreuzen Sie an, was zutrifft:

	Ich lerne mit besonders gutem Ergebnis,
☐	... wenn beim Lernen Musik, Fernsehen oder Radio läuft. Wenn es ganz still ist, kann ich nicht lernen.
☐	... wenn mich kein Geräusch ablenkt. Es muss ganz ruhig sein.
☐	... wenn ich alleine bin.

☐	... wenn noch jemand Nettes da ist.
☐	... wenn ich in einer Lerngruppe mit anderen Schülern lernen kann.
☐	... wenn fremde Menschen um mich sind (Kaffeehausatmosphäre).
☐	... wenn ich vor dem Lernen alles Wichtige erledigt habe.
☐	... wenn ich beim Lernen etwas essen oder trinken kann.
☐	... wenn ich gut gelaunt bin.
☐	... wenn ich verärgert oder frustriert bin.
☐	Ich komme bei manchen Lehrern im Unterricht gut mit, bei anderen gar nicht.
☐	Es gibt Lehrer, vor denen ich Angst habe.
☐	Bei solchen Lehrern habe ich meist schlechte Noten.
☐	Bei solchen Lehrern habe ich meist bessere Noten.
☐	Ich fühle mich vor meinen Mitschülern oder Kollegen gehemmt.
☐	In bestimmter Umgebung kann ich mich nur an bestimmten Orten gut konzentrieren.
☐	Ich kann überall lernen.
☐	Ich habe Denkblockaden und verstehe den Stoff trotz Wiederholung nicht.
☐	In der Schule
☐	Zuhause

A7   Lerche oder Eule

Dieser »Tagestypen-Test« basiert auf einer Arbeit der Schlafforscher Jim Horne und Olof Westley; der Test wurde mehrfach veröffentlicht, z. B. in Peter-Paul Manzel »Gesunder Schlaf« (Mosaik-Verlag, München 1999) und Coaching-Brief (10/2000, S. 8f) sowie im Internet, z.B. unter http://heineken3. uni-duisburg.de.

Sind Sie Lerche oder Eule?

Mit dem folgenden Test können Sie herausfinden, ob Sie ein Morgen- oder ein Abendtyp, ob Sie also mehr Lerche oder mehr Eule sind.

Beantworten Sie spontan die 19 Fragen und notieren Sie die für Ihre Antwort gegebenen Punkte. In einer anschließenden Tabelle können Sie ablesen, was für ein Tagestyp Sie sind.

1. Wann würden Sie am liebsten aufstehen, wenn Sie in Ihrer Planung völlig frei wären?

Uhrzeit	Punkte
5:00–6:30	5
6:30–7:45	4
7:45–9:45	3
9:45–11:00	2
11:00–12:00	1

2. Wann würden Sie am liebsten zu Bett gehen, wenn Sie in Ihrer Planung völlig frei wären?

Uhrzeit	Punkte
20:00–21:00	5
21:00–22:15	4
22:15–0:30	3
0:30–1:45	2
1:45–3:00	1

3. Wie sehr sind Sie von Ihrem Wecker abhängig, wenn Sie am Morgen zu einer bestimmten Zeit aufstehen müssen?

Überhaupt nicht abhängig	4
Gelegentlich abhängig	3
Ziemlich abhängig	2
Ganz und gar abhängig	1

4. Wie leicht fällt Ihnen normalerweise das Aufstehen am Morgen?

Sehr schwer	1
Ziemlich schwer	2
Ziemlich leicht	3
Sehr leicht	4

5. Wie wach fühlen Sie sich in der ersten halben Stunde nach dem morgendlichen Aufstehen?

Noch sehr schläfrig	1
Ein bisschen schläfrig	2
Ziemlich wach	3
Hellwach	4

6. Wie ist Ihr Appetit in der ersten halben Stunde nach dem morgendlichen Aufwachen?

Überhaupt keinen Appetit	1
Wenig Appetit	2
Ziemlich guter Appetit	3
Sehr guter Appetit	4

7. Wie müde fühlen Sie sich in der ersten halben Stunde nach dem morgendlichen Aufstehen?

Sehr müde	1
Etwas müde	2
Einigermaßen frisch	3
Sehr frisch	4

8. Wann gehen Sie, wenn Sie am nächsten Tag keinerlei Verpflichtungen haben, im Vergleich zu Ihrer üblichen Schlafenszeit zu Bett?

Zur gleichen Zeit	4
Weniger als 1 Stunde später	3
1–2 Stunden später	2
Mehr als 2 Stunden später	1

9. Sie haben sich entschlossen, Sport zu treiben. Ihr Partner schlägt vor, dies zweimal wöchentlich 1 Stunde lang zu tun. Die beste Zeit für ihn sei morgens zwischen 7 und 8 Uhr. Wäre dies auch eine günstige Zeit für Sie?

Ich wäre in guter Form	4
Ich wäre in leidlich guter Form	3
Es würde mir schwer fallen	2
Es würde mir sehr schwer fallen	1

10. Wann sind Sie abends so müde, dass Sie schlafen gehen müssen?

Uhrzeit	Punkte
10:00–21:00	5
21:00–22:15	4
22:15–0:45	3
0:45–2:00	2
2:00–3:00	1

11. Für eine Prüfung möchten Sie topfit sein. Welchen der vier angegebenen Prüfungstermine würden Sie wählen, wenn Sie frei entscheiden könnten?

Uhrzeit	Punkte
8:00–10:00	4
11:00–13:00	3
15:00–17:00	2
19:00–21:00	1

12. Wie groß ist Ihre Müdigkeit, wenn Sie um 23 Uhr zu Bett gehen?

Ich bin sehr müde	5
Ich bin einigermaßen müde	3
Ich bin kaum müde	2
Ich bin überhaupt nicht müde	0

13. Sie sind etliche Stunden später als gewöhnlich zu Bett gegangen. Am nächsten Morgen dürfen Sie aber schlafen, so langen Sie möchten. Welche der folgenden Möglichkeiten würden für Sie zutreffen?

Ich wache zur gewohnten Zeit auf und schlafe nicht wieder ein	4
Ich wache zur gewohnten Zeit auf und döse dann weiter	3
Ich wache zur gewohnten Zeit auf, schlafe dann aber weiter	2
Ich wache später als gewöhnlich auf	1

14. Sie müssen nachts zwischen 4 und 6 Uhr Nachtwache halten. Am nächsten Morgen haben Sie keinerlei Verpflichtungen. Welche der folgenden Möglichkeiten ist Ihnen am angenehmsten?

Ich gehe erst nach der Nachtwache schlafen	1
Ich mache vorher ein Nickerchen und schlafe nachher	2
Ich schlafe vorher gut und mache nachher ein Nickerchen	3
Ich schlafe vorher ganz aus	4

15. Sie müssen 2 Stunden lang schwere körperliche Arbeit verrichten. Welche der folgenden Zeitspannen würden Sie dafür wählen, wenn Sie völlig frei in Ihrer Tagesplanung wären?

Uhrzeit	Punkte
8:00–10:00	6
11:00–13:00	4
15:00–17:00	2
19:00–21:00	0

16. Sie haben sich entschlossen, ein hartes körperliches Training zu absolvieren. Ihr Partner schlägt vor, dafür zweimal 1 Stunde aufzuwenden. Seine beste Zeit wäre zwischen 22 und 23 Uhr. Wie günstig wäre diese Zeit für Sie?

Ich wäre in guter Form	1
Ich wäre in annehmbarer Form	2
Ich wäre in schlechter Form	3
Ich wäre nicht dazu fähig	4

17. Stellen Sie sich vor, Sie könnten Ihre Arbeitszeit frei wählen und hätten einen Fünf-Stunden-Tag. Wählen Sie fünf zusammenhängende Arbeitsstunden aus – und kreuzen Sie den höchsten Wert an.

1	2	3	4	5	6	7	8	9	10	11	12	13	14	15	16	17	18	19	20	21	22	23	24
1	1	1	1	5	5	5	5	4	3	3	3	3	3	2	2	2	1	1	1	1	1	1	1

18. Zu welcher Tageszeit sind Sie vollkommen »auf der Höhe«? Entscheiden Sie sich nur für eine Stunde.

1	2	3	4	5	6	7	8	9	10	11	12	13	14	15	16	17	18	19	20	21	22	23	24
1	1	1	1	5	5	5	4	4	3	3	3	3	3	3	2	2	2	2	2	1	1	1	1

19. Man hört manchmal von »Morgenmenschen« und »Abendmenschen«. Für welchen Typ halten Sie sich?

Eindeutig ein Morgentyp	6
Eher ein Morgen- als ein Abendtyp	4
Eher ein Abend- als ein Morgentyp	2
Eindeutig ein Abendtyp	0
Auswertung:	

1. Zählen Sie die in den Fragen 1 bis 19 erzielten Punkte zusammen.
2. Ihren Tagestyp finden Sie in der folgenden Tabelle:

Punkte	Tagestyp
69	Stark ausgeprägter Morgentyp (Lerche)
59–68	Schwach ausgeprägter Morgentyp (Lerche)
42–58	Mischtyp
32–41	Schwach ausgeprägter Abendtyp (Eule)
31	Stark ausgeprägter Abendtyp (Eule)

Literatur und Internetadressen

Vorbemerkungen

Ehe Sie damit beginnen, sich selbst eine Büchersammlung anzulegen, sollten Sie sich informieren, ob an der Pflegeschule Ihrer Wahl mit bestimmten Standardlehrbüchern gearbeitet wird. Manche Schulen verleihen Lehrbücher für die Gesamtdauer der Ausbildung oder veranlassen eine Sammelbestellung, so dass Sie die Lehrbücher käuflich erwerben können.

Die meisten Schulen arbeiten mit mindestens einem Basislehrbuch für die Pflege. Einige dieser Lehrbücher sind nach Lernfeldern gegliedert wie z. B. »Altenpflege« (Thieme), orientieren sich an Pflegediagnosen wie »Menschen pflegen« (Springer-Verlag) oder sind fallorientiert nach Themenbereichen wie »Pflege heute« oder der »Klinikleitfaden für die Kinderkrankenpflege« (Urban & Fischer bei Elsevier). Zu einigen Lehrbüchern gibt es auch Websites mit Lern- und Prüfungsfragen, Hintergrundinformationen u.v.m.

Es gibt für jeden Ausbildungsabschnitt oder sogar zu jedem Thema vertiefende Literatur – ob es sich nun um spezielle Pflegesituationen, Pflegewissenschaft, Pflegetechniken handelt, um Prüfungsvorbereitungen oder ethische Fragestellungen. Im Grunde genommen gibt nicht nur jede Schule, sondern auch jede Lehrkraft Tipps, welche Fachbücher sich für die einzelnen Lehrabschnitte besonders eignen.

Das entbindet Sie natürlich nicht von eigener Aktivität. Stöbern Sie im Internet bei den unterschiedlichen Verlagen. Wir wünschen Ihnen viel Spaß dabei.

Literatur

Grundlagenwerke (Auswahl)

Heuwinkel-Otter A, Nümann-Dulke A, Matscheko N (2006) Menschen pflegen. Pflegeprinzipien, Fachabteilungen, Beruf und Karriere. *Springer-Verlag, Heidelberg Berlin New York*

Heuwinkel-Otter A, Nümann-Dulke A, Matscheko N (2006) Menschen pflegen. Pflegediagnosen, Beobachtungstechniken, Pflegemaßnahmen. *Springer-Verlag, Heidelberg Berlin New York*

Heuwinkel-Otter A, Nümann-Dulke A, Matscheko N (2006) Menschen pflegen. Lebenssituationen. Krankheitsbilder. Therapiekonzepte. *Springer-Verlag, Heidelberg Berlin New York*

Kellnhauser E, Schewior-Popp S, Sitzmann F (2004) THIEMEs Pflege. Professionalität erleben. *Thieme, Stuttgart*

Menche N (2007) Pflege Heute. *Urban & Fischer bei Elsevier, München*
Höwler E (2007) Gerontopsychiatrische Pflege. Lehr- und Arbeitsbuch für die Altenpflege. *Brigitte Kunz/Schlütersche, Stuttgart*

Anatomie, Physiologie und Krankheitslehre (Auswahl)

Beise U, Heimes S, Schwarz W (2006) Krankheitslehre. *Springer-Verlag, Heidelberg Berlin New York*
Huch R, Bauer Ch (2007) Mensch, Körper, Krankheit. *Urban & Fischer bei Elsevier, München*
Menche N (Hrsg) (2007) Biologie, Anatomie, Physiologie. *Urban & Fischer bei Elsevier, München*
Schoppmeyer MA (Hrsg) (2006) Gesundheits- und Krankheitslehre für Pflege- und Gesundheitsfachberufe. *Urban & Fischer bei Elsevier, München*
Staschull S (2003) Altenpflege konkret: Gesundheits- und Krankheitslehre. *Urban & Fischer bei Elsevier, München*
Spornitz UM (2007) Anatomie und Physiologie. Lehrbuch und Atlas für Pflege- und Gesundheitsfachberufe. *Springer-Verlag, Heidelberg Berlin New York*
Trebsdorf M (2007) Anatomie, Physiologie, Biologie. Lehrbuch und Atlas. Ein Standardwerk der Anatomie. *Europa-Lehrmittel, Reinbek*

Lehrbücher über Arzneimittel- und Ernährungslehre (Auswahl)

Baum U (2004) Arzneimittellehre für Gesundheits- und Krankenpflege. *Urban & Fischer bei Elsevier, München*
Busek St (2002) Arzneimittellehre für die Krankenpflege. *Hans Huber, Bern*
Martin E (2005) Ernährungslehre für die Altenpflege. *Bildungsverlag 1*
Novotny S (2002) Praktische Arzneimittellehre für die Altenpflege. *Kohlhammer, Stuttgart*
Plötz H (2007) Kleine Arzneimittellehre für Fachberufe im Gesundheitswesen. *Springer-Verlag, Heidelberg Berlin New York*
Schmid B, Hartmeier C, Bannert Ch (2007) Arzneimittellehre für Krankenpflegeberufe. *Wissenschaftliche Verlagsgesellschaft, Stuttgart*

Pflegewirkstoffe, – materialien, -techniken (Auswahl)

Kirschnik O (2006) Pflegetechniken von A-Z. *Thieme Stuttgart*
Pfitzer I (2007) Pflegetechniken heute. Pflegehandeln Schritt für Schritt verstehen. *Urban & Fischer bei Elsevier, München*

Philbert-Hasucha S (2006) Pflegekompendium. Wirkstoffe, Materialien, Techniken. *Springer-Verlag, Heidelberg Berlin New York*

Lehrbücher über sozialwissenschaftliche Themen (Auswahl)

Berghoff Ch, Handschuch-Heiß St (2005) Grundlagen der Gerontologie, Psychologie und Soziologie, 2 Bände, *Bildungsverlag 1*

Ekert B, Ekert Ch (2005) Psychologie für Pflegeberufe. *Thieme, Stuttgart*

Kulbe A (2001) Psychologie, Soziologie und Pädagogik. *Kohlhammer, Stuttgart*

Specht-Tomann M, Tropper D (2007) Hilfreiche Gespräche und heilsame Berührungen. *Springer-Verlag, Heidelberg Berlin New York*

Stanjek K (2001) Altenpflege konkret – Sozialwissenschaften. *Urban & Fischer bei Elsevier, München*

Lehrbücher über rechtliche Grundlagen in der Pflege (Auswahl)

Höfert R (2006) Von Fall zu Fall – Pflege im Recht. *Springer-Verlag, Heidelberg Berlin New York*

Höfert R, Meißner T (2008) Von Fall zu Fall – Ambulante Pflege im Recht. *Springer-Verlag, Heidelberg Berlin New York*

Großkopf V, Klein H (2007) Recht in Medizin und Pflege. *Spitta, Stuttgart*

Klie Th (2006) Das Recht der Pflege alter Menschen. *Vincentz, Hannover*

Schneider A (2003) Staatsbürger-, Gesetzes- und Berufskunde für Fachberufe im Gesundheitswesen. *Springer-Verlag, Heidelberg Berlin New York*

Weber M (2004) Gesetzes- und Staatsbürgerkunde für das Gesundheits- und Krankenpflegepersonal. *Brigitte Kunz Verlag/Schlütersche, Stuttgart*

Nachschlagewerke

Dröber A, Villwock U (2005) Springer Lexikon Pflege. *Springer-Verlag, Heidelberg Berlin New York*

Pschyrembel – Klinisches Wörterbuch, *De Gruyter, Berlin*

Reiche D (2003) Roche Lexikon Medizin. *Urban & Fischer bei Elsevier, München*

Reuter F (2007) Springer Klinisches Wörterbuch. *Springer-Verlag, Heidelberg Berlin New York*

Warmbrunn A, Wied S (2007) Pschyrembel Wörterbuch Pflege. *De Gruyter, Berlin*

Internetadressen
Pflegeforschung und Literaturrecherche
http://www.dip-home.de

Das Deutsche Institut für angewandte Pflegeforschung (dip) ist eines der Pflegeforschungsinstitute in Deutschland. Zum Angebot des dip gehört das gesamte Spektrum der Forschung, Entwicklung, Evaluation, Beratung, wissenschaftlichen Begleitung und Gutachtenerstellung im Pflege- und Gesundheitswesen. Arbeitsschwerpunkte sind Pflegebildungsforschung, Altenpflegeforschung, Pflegeprävention, Versorgungsforschung und Pflegedaten.

http://www.pflegeforschung.net

Mit diesem Forschungsprojekt soll ein interdisziplinäres Modul zur Vermittlung von sozialwissenschaftlichen Methoden für die Pflegeausbildung entwickelt und umgesetzt werden.

http://www.dg-pflegewissenschaft.de

Die Ziele der »Deutschen Gesellschaft für Pflegeforschung e.V.« sind laut Satzung »die Pflegewissenschaft und -forschung zu fördern, dazu insbesondere den wissenschaftlichen Diskurs in der Disziplin zu unterstützen und methodologischen Pluralismus zu gewährleisten sowie Ergebnisse der Allgemeinheit zur Verfügung zu stellen.« Der Verein unterstützt Forschungs- und Entwicklungsvorhaben, verbreitet Ergebnisse der Pflegeforschung, fördert deren Anwendung und führt wissenschaftliche Tagungen durch.

http://www.dimdi.de

Beim Deutschen Institut für Medizinische Dokumentation und Information recherchieren Sie in rund 70 Datenbanken zu Medizin, Arzneimitteln und Toxikologie. Darüber hinaus werden zahlreiche weitere Informationen aus dem gesamten Gesundheitswesen geboten.

http://www.dnqp.de

Das Deutsche Netzwerk für Qualitätsentwicklung in der Pflege (DNQP) ist ein bundesweiter Zusammenschluss von FachkollegInnen in der Pflege, die sich mit dem Thema Qualitätsentwicklung auseinandersetzen. Übergreifende Zielsetzung des DNQP ist die Förderung der Pflegequalität auf der Basis von Praxis- und Expertenstandards in allen Einsatzfeldern der Pflege.

Informationen über Pflege und Ausbildung

http://www.geroweb.de

Ein Informationsportal für Gerontologie, Geriatrie, Kranken- und Altenpflege, für Senioren und Pflegekräfte

http://www.pflege-deutschland.de

Das Pflegeportal zur medizinischen Pflege und Altenpflege. Auf den Seiten finden Sie Informationen aus allen Pflegebereichen: Adressen, Hintergrundinformationen, Gesetze, ein Lexikon und ein Pflegeforum für Altenpflegeschüler, Krankenpflegeschüler, Heilerziehungspflegeschüler, aber auch für alle in der Pflege tätigen Menschen sowie für Betroffene und deren Angehörigen.

http://www.dbfk.de

Der Deutsche Berufsverband für Pflegeberufe ist die berufliche Interessensvertretung für Gesundheits- und Krankenpfleger/in, Gesundheits- und Kinderkrankenpfleger/in, Altenpfleger/in. Der DBfK ist die größte Berufsorganisation für Pflegende in Deutschland.

http://www.dpv-online.de/

Der Deutsche Pflegeverband (DPV) fördert die Professionalisierung und Qualitätssicherung der Pflege durch Aus-, Fort- und Weiterbildung sowie die Gesundheitserziehung und Beratung der Bevölkerung.

http://www.pflegelinks.de

Internet-Links zum Thema Pflege

http://www.pflegen-online.de/

pflegen-online.de ist eine Internet Community für alle, die sich beruflich mit stationärer Krankenpflege, Altenpflege und ambulanter Pflege befassen.

http://www.gbe-bund.de

Viele hochwertige Informationen rund um das Gesundheitssystem. Das Informationssystem der Gesundheitsberichterstattung des Bundes

http://www.kinderkrankenpflege-netz.de

Umfassendes Linkverzeichnis, Terminkalender, Stellenmarkt und mehr rund um die Kinderkrankenpflege

Literatur und Internetadressen

http://www.bmgs.bund.de
Informationen zum Thema Pflege, Gesundheit u.v.m. vom Bund

http://www.menschen-pflegen-ist-mehr.de
Lernaufgaben, Lerntipps zu dem Lehrbuch Heuwinkel-Otter et al.: »Menschen pflegen«

Foren

http://www.pflegeboard.de
Diskussionsforum zu nahezu allen Themen in der Pflege

http://www.konfliktfeld-pflege.de
Diese Seite informiert Sie über pflegebezogene Themen aus den Bereichen Praxis, Arbeitsrecht u.v.m.

http://www.pflegehaus.ch
Informations- und Kommunikationsplattform für Pflegeberufe in der Schweiz

http://blog.heilberufe-online.de/
Blog mit vielen Pflegethemen

Stichwortverzeichnis

Printed in the United States
By Bookmasters